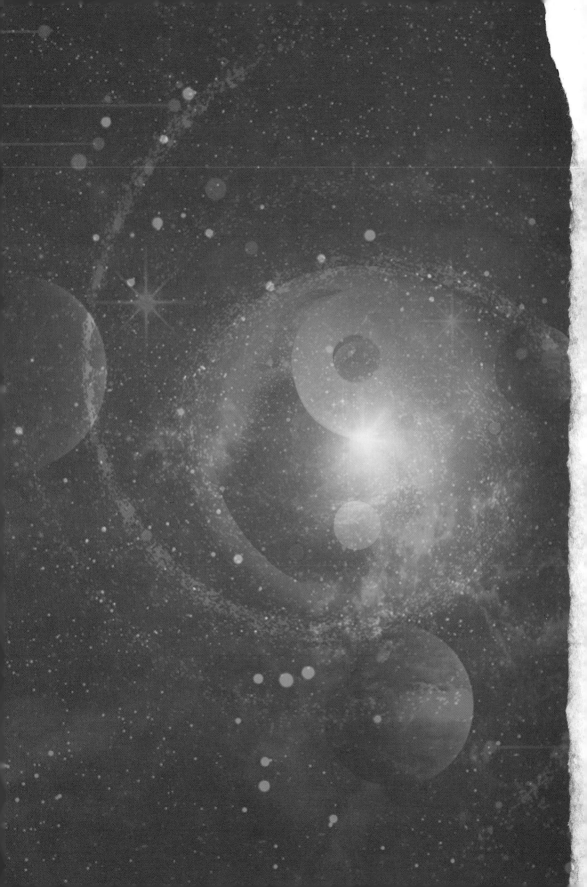

读懂中医药文化

主编

张其成

编委（按姓氏笔画排序）

于 红 刘 珊 罗 浩

周晓菲 段晓华 韩 玉

熊江宁 熊益亮

人民卫生出版社

PMPH PEOPLE'S MEDICAL PUBLISHING HOUSE

图书在版编目（CIP）数据

读懂中医药文化 / 张其成主编 . —北京：人民卫生出版社，2022.4（2023.7 重印）

ISBN 978-7-117-32999-6

Ⅰ. ①读…　Ⅱ. ①张…　Ⅲ. ①中国医药学 – 文化
Ⅳ. ①R2-05

中国版本图书馆 CIP 数据核字（2022）第 049789 号

人卫智网	**www.ipmph.com**	医学教育、学术、考试、健康，购书智慧智能综合服务平台
人卫官网	**www.pmph.com**	人卫官方资讯发布平台

读懂中医药文化
Dudong Zhongyiyao Wenhua

主　　编：张其成
出版发行：人民卫生出版社（中继线 010-59780011）
地　　址：北京市朝阳区潘家园南里 19 号
邮　　编：100021
E - mail：pmph @ pmph.com
购书热线：010-59787592　010-59787584　010-65264830
印　　刷：廊坊一二〇六印刷厂
经　　销：新华书店
开　　本：710 × 1000　1/16　印张：10.5
字　　数：136 千字
版　　次：2022 年 4 月第 1 版
印　　次：2023 年 7 月第 2 次印刷
标准书号：ISBN 978-7-117-32999-6
定　　价：59.00 元

打击盗版举报电话：**010-59787491**　E-mail：**WQ @ pmph.com**
质量问题联系电话：**010-59787234**　E-mail：**zhiliang @ pmph.com**
数字融合服务电话：**4001118166**　E-mail：**zengzhi @ pmph.com**

前　言

中国古代有一个关于宇宙起源的传说生动形象地阐述了"人体与自然"的关系，这个传说叫盘古开天辟地。起初宇宙就像一个大的生鸡蛋一样混沌一团，有个叫盘古的巨人用神力开辟了天地，之后他的身体变成了宇宙万物，甚至人类也是盘古的精灵魂魄在他死后变化而成的。这个传说用比喻的形式讲述了中医学一个重要的理念——天人合一。

中医学是指发祥于中国古代的研究人体生命、健康和疾病的科学。从狭义上说，中医是指以中国汉族人民创造的传统医学为主的医学，所以也可称为汉医。从广义上说，中医是指中国医学，除汉医外，还包含了中国少数民族的传统医药，包括藏医药、蒙医药、维吾尔医药、傣医药、壮医药、苗医药、瑶医药、彝医药、侗医药、土家族医药、回族医药、朝鲜族医药等等。中医学在数千年的发展历程中，逐渐融入中国人的日常生活当中，成为不可分割的一部分，形成了独具特色的中医文化。

中医文化是中医学内在的价值观念、思维方式和外在的行为规范、器物形象的总和。中医文化有广义和狭义之分，广义的中医文化是指中医物质文明和精神文明的总和，可以分为精神文化、行为文化、物质文化三个层面。中医的精神文化指中医的思维方式、价值观念，这是中医的灵魂；中医的行为文化包括中医诊病治疗、修习传承的行为规范、典章制度；中医的物质文化包括中医的器具、建筑风格、品牌形象。狭义的中医文化特指中医学的精神文化，它是中医文化的核心。

《读懂中医药文化》前四章从中医文化的核心出发，阐述中医学的精神文化，即中医的自然观、身体观、药食观和治疗观；后四章阐述中医学与中国传统文化之间的关系，是对中医学精神文化的拓展，包括中医与民俗、中医与儒家文化、中医与道家文化、中医与佛家文化。

历时5年打磨，《读懂中医药文化》出版在即。5年多里，我们都在朝一个目标努力：让读者通过本书理解中医的文化根脉，盘一盘老祖宗给我们留下了哪些宝贝，捋一捋中医和哪些传统水乳交融并延续至今。

　　放空思想，放下已经习惯的思维方式，以婴儿般的天真来亲近本书，追随中医的所尚、所忌、所思、所为、所用，你可以想见一幅承续数千年之久、至今仍然浸润你我的中国式生活图景。走进这种生活，理解、接纳并运用这种生活方式，我们就能与古圣先贤的精神相往来，走向健康、快乐、智慧的人生。

张其成

2021年12月

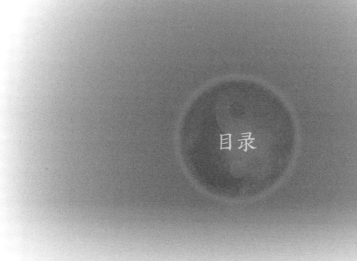

目录

第一章
中医自然观　1

一、天人合一　2
　　（一）天人起源　2
　　（二）天人相应　5
　　（三）效法天地　7
二、阴阳五行　10
　　（一）气　10
　　（二）阴阳　11
　　（三）五行　12
　　（四）阴阳中和　13

第二章
中医身体观　17

一、身体的组成　18
　　（一）身体就是一个国家　18
　　（二）布满全身的经络　23
二、身体的内外对应　25
　　（一）五脏、六腑、五体、官窍的对应　25
　　（二）脏腑与舌面的对应　26
　　（三）五脏与眼睛的对应　26
　　（四）脏腑与面部的对应　26
　　（五）脏腑与寸口脉的对应　27
三、身体的周期　29
　　（一）生长衰老的周期　29
　　（二）天癸的周期　32

第三章

中医药食观 37

一、药食同源 38
　（一）中药的发现 38
　（二）茶的由来 39
　（三）《神农本草经》 40
　（四）药物的性能 40
　（五）药性的转化 42
　（六）伊尹发明汤液 43
　（七）中国食疗文化 43

二、常用药食 45
　（一）药食两用的物品 45
　（二）食疗的规则 45
　（三）多样的药食形式 50

三、中药方剂 54
　（一）方剂的组成 54
　（二）常用方剂 56
　（三）方剂的变化 56

第四章

中医治疗观 59

一、中医诊断 61
二、中医辨证 63
三、中医疗法 64
　（一）药物疗法 65
　（二）针灸疗法 67
　（三）推拿疗法 68
　（四）拔罐疗法 69
　（五）刮痧疗法 70
　（六）其他疗法 70

四、中医预防 72
　（一）什么是治未病 72
　（二）中医养生观 73

第五章
中医与民俗 81

一、除夕 82
二、元宵节 84
三、清明节 86
四、端午节 88
五、中秋节 90
六、重阳节 92
七、冬至 94
八、腊八 96

第六章
中医与儒家文化 99

一、孔孟生命观 100
　　（一）孔子：以人为本，仁者爱人 100
　　（二）孟子：存心养性，正气浩然 102
二、儒医人物 107
　　（一）坐堂济民张仲景 107
　　（二）儒门事亲张从正 108
　　（三）援儒入医朱丹溪 109
三、儒医观点 111
　　（一）医乃仁术 111
　　（二）仁以医显，知医为孝 112
　　（三）不为良相，则为良医 113
　　（四）仁者寿，知者乐 114

第七章

中医与道家文化　117

一、老庄养生　118

（一）老子：自然无为，抟气致柔　118

（二）庄子：达生忘我，抱神以静　120

二、道医人物　123

（一）抱朴子葛洪　123

（二）山中宰相陶弘景　125

（三）药王孙思邈　127

（四）高尚先生刘完素　128

（五）志士仁人傅山　130

三、道医观点　132

（一）医道同源　132

（二）人身三宝　133

（三）辟谷　135

（四）动静结合　136

第八章

中医与佛家文化　139

一、佛医源头　140

（一）德不近佛者不可以为医　140

（二）药师佛信仰　141

（三）佛医文献　141

二、佛医人物　144

（一）少林禅医传承千年　144

（二）鉴真和尚传医日本　145

（三）名医喻昌寓佛于医　147

三、佛医观点　150

（一）四大五蕴　150

（二）因果致病　151

（三）病从心灭　152

（四）素食养生　153

结　语　155

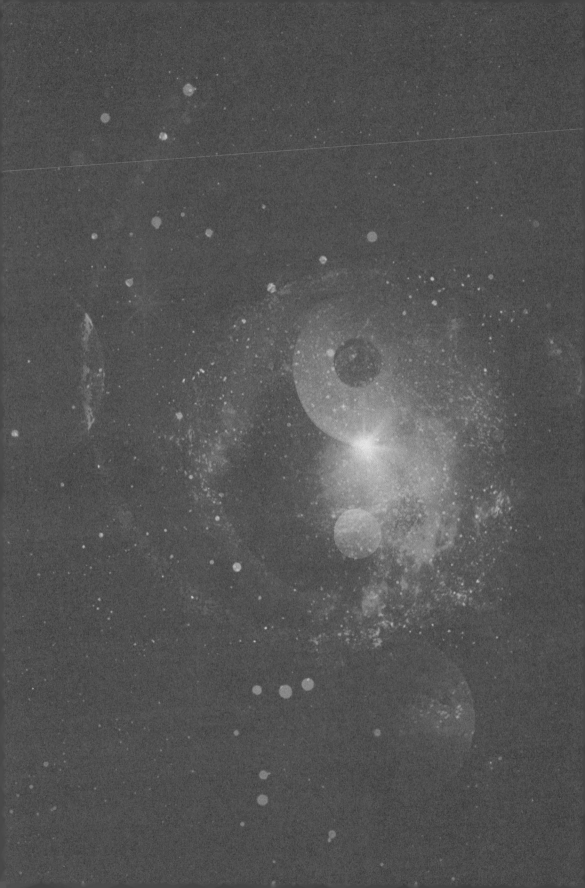

第一章

中医自然观

公元前300年左右，中国的屈原①在《天问》②开篇中曾追问：时空的起点在哪里？他问的起点是中华文化自然观的起点，也是中医自然观的起点。

先民们主要通过感受加揣测来完成对时空起点（含天地起源）的回答，因为有了这些回答，今天我们隔着时空，仍能对此感同身受。在中国古代智者眼里，人和万物由天地而生，而天地由混沌而生。混沌又被称为"太极"，天地万物则用"阴阳""五行""八卦"来描述。

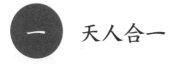

一 天人合一

（一）天人起源

中国民间传说一直认为天地万物是由一个叫盘古的人化成的。这个传说叫盘古开天辟地，据《三五历纪》③记载：天地还没有开辟以前，宇宙就像是一个大的生鸡蛋一样混沌一团。有个叫作盘古的巨人在这个"大鸡蛋"中一直酣睡了约一万八千年后醒来，盘古用神力

---

① 屈原（前340—前278）：战国时期楚国诗人、政治家、思想家，"楚辞"的创立者和代表作者。他创作的《楚辞》是中国浪漫主义文学的源头，与《诗经》并称"风骚"，对后世诗歌产生了深远影响。

② 《天问》：屈原的一篇长诗。诗开头是这样的："曰：遂古之初，谁传道之？上下未形，何由考之？"是关于远古（无形时间上的源）、天地分化（有形空间上的源）的追问。

③ 《三五历纪》：三国时代吴国人徐整所著，原书已散佚，部分被留存在《太平御览》里。其中记载了远古历史传说"盘古开天地"。

把天地开辟出来了。于是阳气清澈变成天，阴气浑浊变成地。盘古的左眼变成了太阳，右眼变成了月亮，四肢五体变成了四个方位和五座高山，血液变成了江河，筋脉变成了大地纹路，肌肉变成田埂土地，头发和胡子变成了星星，皮毛变成了草木，牙齿、骨骼变成了金属矿石，精髓变成珠宝美玉，汗水变成了雨露。盘古的精灵魂魄也在他死后变成了人类，人类是世上的万物之灵。

这个关于宇宙起源的神话传说生动形象地阐述了"人体与自然"的关系，阐述了中医学一个重要的理念——天人合一。盘古是混沌孕育的生命，他与天地一样由混沌而生，后来盘古化万物时其精灵魂魄化为人。如此一来，天地、盘古、万物和人是血脉相连的一家，混沌、天地与人本源上有同一性，所以能够互相感应，这种看法代表了中国人自然观的基调。

中医学关于天地万物与人的认识与此一脉相承，《黄帝内经》①说"清阳为天，浊阴为地"，与盘古神话"清轻为天、浊重为地"的思想完全一致。《黄帝内经》认为天和地生成后，按一定的规律运动变化，天气下降，地气上升，二者相交，然后"能为万物之父母"，即天地阴阳的交合能生成万物。而且"天地合气，命之曰人"，天地之气交合，于是有了人。《黄帝内经》说"天复地载，万物悉备，莫贵于人，人以天地之气生，四时之法成"（天地之间，万物俱有，没有比人更尊贵的，人依靠天地的气而生成，四季的规律而成长），在这里既强调了人相对万物而言的超越性（莫贵于人），又说明了人对天地本源的依赖性——人类生命需仰赖天之气

① 《黄帝内经》：中医学奠基之作，现存最早的中医理论经典著作，是一部托名"黄帝"的著作，撰者已难以稽考。由《素问》和《灵枢》组成。《黄帝内经》的主要内容采用黄帝与其大臣岐伯之间的对话进行书写，所以医术也常被称为岐黄之术，亦有用"岐黄"来代称"中医"。

（如自然之清气）和地之气（如水谷饮食之精气）而生存，需遵循四季的规律而生长。

如果说盘古神话是形象化、象征性地描绘天人起源，《黄帝内经》是经验性地整体上观察到天人同源，那么，中国人的"圣经"——《周易》①则用符号工具抽象化地说明了天地万物（含人）的起源与生成模式。

《周易》记载天地万物生成过程为："是故易有太极，是生两仪，两仪生四象，四象生八卦。"记载伏羲大帝②创造八卦的过程为："古者包牺氏之王天下也，仰则观象于天，俯则观法于地，观鸟兽之文与地之宜，近取诸身，远取诸物，于是始作八卦。"

伏羲大帝通过仰观天上太阳月亮的运行变化，俯察大地上生命春华秋实的道理，观察飞鸟、走兽的纹理，考察地理环境，就近考察

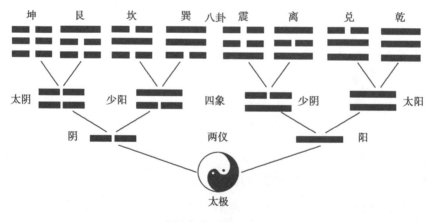

太极生成八卦示意图

---

① 《周易》：为群经之首，是中华文化最古老、最重要的典籍。

② 伏羲大帝（生卒年不详）：又写作宓羲、庖牺、包牺、伏戏，是古代传说中中华民族人文始祖。

人身体的男根和女阴等等现象，创造了"＿"（阳爻）和"＿＿"（阴爻）两个符号来表示阴阳。阴阳从混沌生出，叫"是生两仪"；阳（＿）和阴（＿＿）再次生出太阴、少阴、太阳、少阳四个两根线段构成的符号就是四象，这叫"两仪生四象"；四象再次生出八个三根线段构成的符号，这就是乾、兑、离、震、巽、坎、艮、坤八卦，这叫"四象生八卦"。

在伏羲大帝的抽象化模型中，天地万物生成是从混沌（易、太极）一层一层化生出来的，这个模型起于混沌（易、太极），止于八卦。这个天地万物生成模式图中蕴含着中国人用来描述、推演万事万物的逻辑原点与思维工具，即天地、万物与人一脉相承，且都可以用阴阳、四象、八卦来描述、分析和推演。比如就阴阳而言，天为阳，地为阴；就四象而言，春天为少阳，夏天为太阳，秋天为少阴，冬天为太阴；就八卦而言，天为乾卦，地为坤卦，春天为震卦，夏天为离卦，秋天为兑卦，冬天为坎卦。反之，天地万物和人又都可以用阴阳八卦来表示，比如身体不同部位也可以用八卦来表示，乾为首，坤为腹，震为足，巽为股，坎为耳，离为目，艮为手，兑为口。

（二）天人相应

在中国人看来，从混沌（易、太极）生出两仪开始，就已分阴阳，有阴有阳。由混沌（易、太极）而生的天地、万物与人都有各自的阴阳属性，但又不能是孤阴、独阳或阴阳离决。人的生命是一种既阴又阳、非阴非阳的阴阳和谐状态——阴中有阳，阳中有阴。如果阴阳完全分离，失去了混沌之道的核心特质，生命就会失衡、生病乃至消亡。

基于这样的认识，人的生命与天地、万物除了本源同一，还彼此联系，构成一个广泛关联、生生不息的世界。这个世界一方面是通过经验体验到的世界，一方面又带有抽象性，是利用思维模型构建出来的世界。中国人心中，这两个世界其实是一个世界，这个世界的核心特征就是天人合一。细分来看，天人合一又包含着天人合道（德）、天人合序、天人同构，最终表现为遵守天人相应的原则生活处世。

所谓天人合道（德），主要表现在养生上。比如《黄帝内经》在描述赞誉养生有道的上古之人时就用了这样的标准，即人越契合、接近于天地之道，人的生命品质越高，既表现为长寿，更表现为更高的生命质量。据此，《黄帝内经》将养生有道的人分为四个层次：最高层次是"把握阴阳"，完美地掌握天地规律，完美地天人合一了；而且人还有一定主导性，能"肌肤若冰雪，绰约若处子"，寿命和天地一样没有终老的时候。这一层次带有理想色彩，是中国人养生实践追求的梦想。第二个层次是"和于阴阳"，完美地契合、交融入天地规律之中，这个层次的特征是道德醇厚，离开世俗，惬意地享受自然，高寿强健。第三个层次是"处天地之和"，在世俗生活中自觉自发地遵循天地规律，调适自己的欲望，不离世间，不同流合污，不为俗事烦扰，没有内心纠结，心情愉悦，自我满足，身心健康。第四个层次是"法则天地"，在世俗生活中要求自己认知、适应天地规律，不违背阴阳的规律，可以增加寿命。

所谓天人合序，主要表现在人的生命时序规律上。比如《黄帝内经》中记载一年之中春天、夏天、秋天、冬天的天地之气不同，人也要随之调整自己的生活方式。一天之中天地阴阳也在变化，早上太阳升起的时候，自然界阳气开始升起，人的阳气也开始升起，正中午太阳最高时，自然界阳气最隆盛，人的阳气也最隆盛，太阳西下时自然界阳气开始衰减虚弱，人的阳气也开始衰减，与此对应，人的病情轻重也会随之在一天中发生变化。总之，不论是养生，还是治病，都需要结合时令、时间特征来考虑人的生命在此时此刻的独有特征。

所谓天人同构，主要表现在人体生命与自然界的广泛联系上。一方面是人体脏腑、组织与天地联系在一起，比如《黄帝内经》中认为：东方、风、木、酸与肝、筋联系在一起；南方、热、火、苦与心、血联系在一起；中央、湿、土、甘与脾、肉联系在一起；西方、燥、金、辛与肺、皮毛联系在一起；北方、寒、水、咸与肾、骨髓联系在一起。另一方面是人体本身也类似于一个天地，比如《黄帝内经》中认为：东方的天地格局是天高，地不满东南，所以东方之人的精气分布与此类似，精气上升充实上部器官，下部器官相对精气少，于是东方之人耳聪目明而手脚力量不够；西方的天地格局是地厚，天不足西北，所以西方之人的精气分布与此类似，精气下降而充实下部器官，上部器官相对精气虚少，于是西方之人耳目不够聪明而手脚力量充足。

正因为天人合一，所以，中国人骨子里认为人要顺应天地，与天地和谐相处。比如中医反对夏天过用空调、冬天穿裙子，其理由就在于这些做法违背了天人合一逻辑中人应顺应自然时令变化的道理，容易让人生病。

（三）效法天地

相传孔子曾闹过一出想去救投水之人的笑话，这个故事记载于《庄子·达生》中。故事说，孔子参观一处水流险急的地方——"悬水三十仞，流沫四十里，鼋鼍鱼鳖之所不能游也"。瀑布悬垂而下，有几十丈高，溅起的飞沫流出去几十里，巨鳌、鳄鱼、大鱼都不能在这里游泳。按照孔子的理解，人进到这样险的水里是不可能游出来的，现在有人进入这样的水流中，更大的可能是此人在投水自杀。所以，孔子派学生们去救这个投水的人。可是这个人却从远处的激流里冒出头来，披散着头发，唱着歌，欢快地畅游在水中。孔子很好奇，问这个人："我以为你是鬼，仔细观察发现你是活生生的人。请问，像你这样善于游泳，可有独到的心得？"这个人回答说："没有。我出生在这里，成长依乎天性，长成今天这样子是天命的结果。我跟随着水流一起出入，遵循顺应着水的规律，而不关注自己的私心私欲。这就是我善游的原因吧。"自然而然地随着天性成长，因为在水边，于是能从容出入湍流，因为在山地，于是能轻易翻山越岭，根本不用想过其中的逻辑、道理，这就是自然。

和中医学类似的各种中国传统科技、技艺，都与此类似，法自然而难言传，到最高境界时，都会修炼成一种自然而然的直觉智慧。这种智慧用道家的话说就是："人法地，地法天，天法道，道法自然。"[①]意思是：人要取法于地（的德行），地要仰仗天（的法则），天则遵循着道而运行，道所效法的是它本然如此的自性。其中"自然"即道的代名词——自然而然，本身、本然的样子，即自然如此，本来如是，原来如此。

"人法地，地法天，天法道，道法自然"是中国人自然观的精义所在，也是中国人千百年来奉行的处世法则，懂了这道理，也就差

---

① 这段话出自《道德经》。《道德经》是中国古代先秦的一部哲学著作，是道家思想的重要来源。道家是中国传统文化中非常重要的一个学术流派，这个学派以"道"为核心范畴，认为大道无为，主张道法自然。

不多懂了中国人的思维和生活。在中国人的生命里，赖以生存的机巧技艺和人情练达，往往是自然而然，法由心生，没有丝毫滞碍，这种从容自然被视为理所应当的修养目标，不需要探求、解释其背后的缘由。

二 阴阳五行

（一）气

中国人关于天人起源的看法总体上遵循生成论的思路，其中的本源（如前面所说的混沌、太极）又被称为"元气"，由此而顺次生成天地万物。比如《黄帝内经》中就说"太虚寥廓，肇基化元，万物资始"。宇宙广阔无边，开端的、根源的元气化生出来，万物凭借元气而化生出来。气同时也是构成宇宙的最基本的物质，气处于不断的运动变化之中，自然界万物的生长化收藏，寒暑的更替，都是其运动变化的结果。中国人眼中自然万物（包括人）本源于气（元气），世界是一个"气"的世界，生命现象、人体功能都用"气"来描述。

首先，人的生命有"气"则生，"气"若没了，人的生命也就没有了。比如《黄帝内经》中说"其气乃尽，故死矣"——气消亡了，人的生命也就消亡。其次，生命变化本质上是气的运动变化。比如《黄帝内经》中说"气始而生化，气散而有形，气布而蕃育，气终而象变"——气有促使事物开始的能力，是胎孕繁殖的根本；气分散开来，输布到万物那里，使万物成长而有形；气布散到万物身上，使万物就生长茂盛、壮大；气最后终了，赖气而存在的生命也凋零衰亡。再次，虽然世界无外乎气，生命无外乎气，但是中医学根据气的具体功能、特点，对气有进一步的细分，比如肾气是人体生命来自遗传的本源性生命力，等等。中医药对生命体的诊疗归根到底是在气上下功夫。

此外，由于气是本源，气化生出来阴阳，而本质上阴阳还是气——阳气和阴气，继而又分化出五行，本质仍然是气——五行之气。由此而构成"气-阴阳-五行"思维模型。

（二）阴阳

混沌生出天地，从此阴阳判别，天和地各自带着一队伙伴分属到不同阵营又互相联系，比如具有清轻、光明、自强、运动、温热等品质的都归天统领，属阳，而具有重浊、阴暗、承载、静止、寒凉等品质的都归地统领，属阴。

尽管天地分列，阴阳既判，但是天与地、阴与阳并没有决然分离、截然对立。在中国人的自然观里，天地阴阳是动态平衡、和谐统一的，这种动态和谐推动了天地万物的生长变化。阴阳动态平衡是人体生命的核心，《黄帝内经》中有一篇专门讲阴阳的文章认为"阳"是主生的，"阴"是主长的；"阳"起主导作用，主管运动的、向上的各种活动，"阴"主管收藏的、安静的、向下的各种活动，阴阳二者的工作互相配合，就完成了生命体的各种功能。

中医将"阴阳"应用在人体生命结构、生理功能、病理变化、诊断治疗等各个方面。就大体部位来说，上部为阳，下部为阴；体表属阳，体内属阴；背部为阳，腹部为阴；四肢外侧为阳，四肢内侧为阴；五脏属里，为阴，六腑属表，为阳。就病理方面而言，六淫属阳邪，饮食居处、情志失调等属阴邪；邪正相搏，阴阳失调而发生疾病。就疾病诊断方面而言，色泽鲜明为病属于阳，色泽晦暗为病属于阴；声音高亢洪亮、多言而躁动者，多属实、属热、为阳，声音低微无力、少言而沉静者，多属虚、属寒、为阴。就疾病预防和治疗方面而言，就是要调整阴阳，使之保持和恢复相对平衡，达到阴平阳秘。

中医学认为，人之所以会生病，是因为人体的阴阳失去了平衡；治疗疾病是调理阴阳，促使二者回归平衡。不论调理治疗疾病还是养生，中医学在天人合一的自然观指导下都强调顺从天地阴阳，保持阴阳和谐。所谓顺从阴阳就是让人体阴阳运动跟随、顺应天地阴阳的变化。比如春天天地阳气上升，万物开始发芽、繁荣，人顺应这种时令就要早睡早起，行动舒缓，肢体放松；夏天阳气隆盛，万物开花结果，人顺应这种时令要适应、喜欢时间变长了的白天，不要动辄生气；秋天阳气开始收敛，万物开始凋零，人顺应这种时令要早睡早起，情绪安静；冬天阳气潜藏起来，天地冰冻，人顺应这种时令要早睡晚起，等到太阳升起再起床活动，心思更要关注内心，而不要追求外在的欲望。

（三）五行

《黄帝内经》广泛使用五行，将东方对应于风、木，南方对应于热、火，中央对应于湿、土，西方对应于燥、金，北方对应于寒、水。中医学还将五行与一年中的季节相对应，春天属木，草木萌发，阳气升发；夏天属火，万物繁茂，阳热炽盛；秋天属金，秋风扫落叶，阳气肃杀；冬天属水，万物闭藏，阳气沉潜；还专门把夏季里的六月拿出来，认为六月属土，被命名为"长夏"。在这里，外部的天时、地理都被纳入气-阴阳-五行模型中，正是在天人合一的自然观框架下，中医利用气-阴阳-五行来阐释、描述了天地是一个整体。

五行更被用于解释生命、诊疗病痛。比如中医所谓的"五脏"不能等同于肉眼可见的有形之器官，而是更偏重功能的描述。其中最典型的例子就是中医学的"左肝右肺"学说，解剖形态学的器官肝，位于于人体的右侧肋下，而中医五脏里所谓的肝则被认为主要在人体的左侧开展工作。这种认识就直接与五行相关，因为中医学认为肝属木，主生发，在自然界对应着东方、春天，在人体对应着左边；肺属金，主下降，在自然界对应着西方、秋天，在人体对应着右边。从东周开始，气-阴阳-五行的理论模型逐步成为中国人认知宇宙万物的

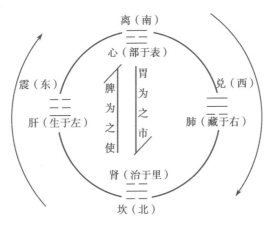

脏腑配卦及气机升降示意图

思维工具。中医五脏就是这种思维方式指导下建构起来的五大功能系统。

（四）阴阳中和

中医学是立足天地自然的医学，其自然观的核心是混沌（易、太极、元气）化生万物，这一过程也是气-阴阳-五行的化生进程。看起来很抽象复杂，其实核心宗旨却不难把握，那就是阴阳中和。

首先，气-阴阳-五行本来是一体的，所以很容易做到阴阳中和。以太极图为例，其中太极（气）生两仪（阴阳）为第一级划分，阴阳生四象（太阳、太阴、少阳、少阴）为第二级划分，四象生八卦为第三级划分。四象八卦就是五行，四象可看成是四行，即（太阴）水、（太阳）火、（少阳）木、（少阴）金；八卦可看成是水、火、木（阴木、阳木）、金（阴金、阳金）、土（阴土、阳土）。五行是两对阴阳（水与火、木与金）加一个中土，阴阳是五行的简化，五行是阴阳的细化。

阴阳是你中有我、我中有你的关系，在一定条件下，阴阳可以互相转化。对应太极图来看，寒极生热在太极图的最下面，寒到极点了，阴盛达到极点，在一年里这个时间点就是冬至——白天最短（阳消退殆尽），黑夜最长（阴盛到极点）。这个位点黑鱼将要达到最多，白鱼马上要退尽，一过了这个拐点，阳马上就生出来了，当这条半径全都被黑色占据的时候，白的就要来了，寒到极点就生热了；相反，热极就是最上面（夏至），白鱼将要达到最多，马上阴就来了，即热极生寒。就好比四季，冬天的时候天气越来越冷，即阴气越来越强盛，直到冷到极致，达最冷的时候，此时阴盛达到极致。一过这个拐点，马上天气逐渐转暖，阳气来复，春天开始了。

上面讲到的"黑鱼""白鱼"是对太极图上黑色部分、白色部分的形象称呼。在圆形太极图中，白色的部分为阳，从最上方白色最多，白色部分的半径最长，向左向下逐渐白色减少，半径变短，最后

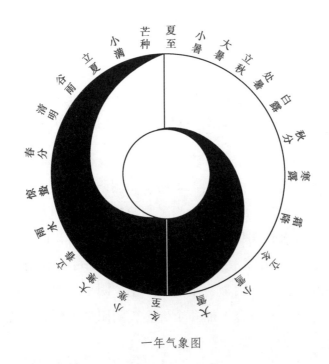

一年气象图

在最下面白色逐渐消失，就像一条头在上尾巴在下的鱼。解说太极图时，习惯称它为"白鱼"。"黑鱼"也是同样的道理，指的是太极图里黑色的、属阴的部分。

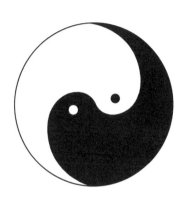

太极图

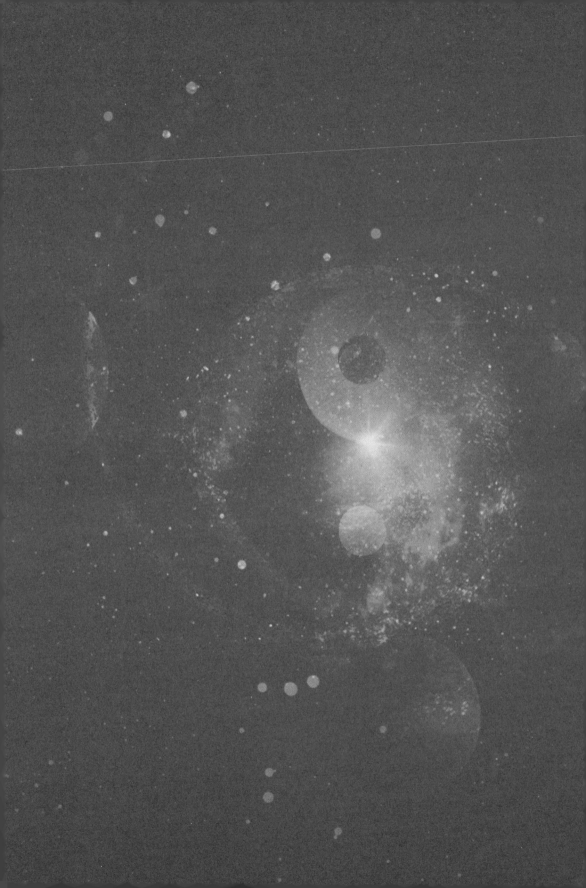

第二章
中医身体观

中医学在天人合一思想的指导下，注重整体思维，强调人体的完整性和统一性，认为人与自然、人与社会、人体自身都是一个整体。相较于西方医学中发达的解剖知识，中医学在简单的解剖基础上更加注重身体各部分之间的关联，从而形成了独特的身体认知理论。与此同时，中医学对于身体的认识还受到了中国传统文化儒、道、佛各家思想的影响。

 # 身体的组成

中医学认为身体主要包括五脏六腑体系和经络体系，在整体思维指导下，通过这两个体系将身体的各个部分联系起来。在五脏六腑体系中，中医将身体以五脏为核心分成五个功能系统，运用类比、类推的方法将身体的组成进行"分合"。中医认为，人体气血的运行主要按十二经脉进行循行，从而通过经络体系将身体各部统一起来。

（一）身体就是一个国家

中医把我们的身体比喻成一个国家，这个国家里有君主、有宰相、有将军，还有其他大臣。他们各司其职，各负其责，共同治理这个国家。如果各个部门、各个官员都能把自己的工作做好，把自己应该完成的任务完成好，彼此之间和谐、有序，那么这个国家就能够抵御外邪的侵略，人体就能健康长寿；否则敌人就会攻入体内，导致我们生病。

五脏六腑的分工是这样的：

心为"君主之官"——是君主；

肝为"将军之官"——是将军；

肺为"相傅之官"——是宰相；

脾为"仓廪之官"——是仓库总管；

肾为"作强之官"——是掌管发明与工匠的官。

还有大肠是传送运输的官，三焦是疏通水道的官，膀胱是掌管州都的官，等等。

这样看来，中医的五脏六腑已经超越了具体的组织器官，上升为若干种官职，通过这几种官职把具有同类功能的组织器官整合在一起，那些没有提到名字的器官都归这些有官职名称的器官统率。五脏实际上就好比是一个国家里面的五种官职，通过经络把身体这个国家统领起来。各位官员把身体这个国家治理得井井有条，这个国家就是一个功能齐全的网络系统，人体自然也健康；反过来，任意一位官员罢工，身体都会出现问题，正所谓"牵一发而动全身"。

1. 心是君主

五脏中，心脏的地位是最高的。《黄帝内经》中岐伯说心是"君主之官"。为什么说心是君主呢？因为心掌管人体中最重要的东西——"神明"，这是心的第一大功能。心主神明，就是说心主宰人的精神意识和思维活动，故在人体脏腑中居首要地位，各脏腑的功能活动都由心来统领和调节。心病则神明失其所主，则会出现失眠、多梦、神志不宁，甚至谵妄、昏迷等神志症状。

心还有第二大功能，主管血脉，包括主血和主脉两个方面。《黄帝内经》云："诸血者，皆属于心。"脉与心相连，血液在脉中运行，依赖于心气的推动，从而环周不休，营养全身，人体表现为面色红润光泽，脉象和缓有力。若血液亏虚，心失所养，则会出现面色少华，心悸不宁。

2. 肝是将军

肝脏被岐伯比喻为一个国家的将军。在一个国家里，将军主管军队，是力量的象征，因此，肝脏在人体里也是主管力量的。

第一，肝主疏泄。肝气升发，能调畅全身气机，使人体脏腑经络之气的运行畅通无阻。如果肝的疏泄太过，会导致肝气上逆，可见嗳气频作，胁肋疼痛，急躁易怒等症状；如果肝的疏泄不及，会导致肝气郁结，可见郁郁寡欢、胸闷不舒、咽中阻闷等症状。以疏泄情志为例，现代人常常用"郁闷"来形容自己的心情抑郁不乐，这就是由于肝气疏泄不及所致。倘若情志积压过多，一旦宣泄出来，最明显的表现就是"愤怒"，所以说肝脏主怒。

第二，肝藏血。中医认为，心脏主血，肝脏藏血，肝是储藏血液的一个仓库，也是调节外周循环血量的血库。《黄帝内经》："人卧血归于肝。"当人体处于休息时，相对多余的血液会归藏于肝中；而当人体开始活动时，肝又能把储藏的血液提供给机体的各部分以满足活动所需。肝不藏血，则会引起各种出血，可见吐血、衄血、咯血，女性则出现月经过多、崩漏等症状。

第三，肝主筋。筋，主要包括筋膜、韧带和肌腱。筋性坚韧、刚劲，对骨节、肌肉等运动器官有约束和保护作用。筋正常的屈伸运动，需要肝血的濡养。肝血充足则筋能得到充分的濡养，肢体关节才能运动灵活，强健有力；肝血虚衰亏损，不能供给筋以充足的营养，那么筋的活动能力就会减退，筋力疲惫，如年老体衰的人，动作迟钝，运动不灵活，常因肝血衰少，筋失濡养所致。

3. 肺是宰相

《黄帝内经》中说肺为"相傅之官"。我们都知道在一个国家里，宰相的地位仅次于皇帝，可谓"一人之下，万人之上"，由此可见肺的地位之高。宰相是处理国家各种事务的，起到治理调节的作用，同样，我们的肺也具有治理调节的作用。

第一，肺主气。肺主全身之气，《黄帝内经》："诸气者，皆属于肺。"肺的呼吸运动，吸入自然界的清气，输布到全身，呼出体内的浊气，除旧布新，维持人体的生命活动。《黄帝内经》中提到"肺朝百脉，主治节"，也就是说全身的血脉都聚会于肺，清气通过血液输送到全身，肺脏协助心脏进行血液循环，帮助"皇帝（心）"实现调节治理全身的功能。若久病不愈或久咳伤肺，可致肺主气功能衰弱，肺气不足，出现咳声无力、体倦乏力、舌淡苔白等症状。

第二，肺主宣发和肃降。肺气具有向上、向外宣布和发散的功能，可以将气血布散全身，通过出汗和呼吸调节人体水液代谢，驱除肺和呼吸道内的痰浊、浊气等病理产物。五行理论中，肺应秋季，就像秋天一样，秋风扫落叶，落叶簌簌而下，所以肺气具有肃降的作用，可以把人体吸入的自然界清气肃降到全身，并将人体代谢后无用的水液向下输送化成尿液，排出体外。如外感风寒可致肺气宣发功能障碍，出现胸闷鼻塞、恶寒发热、无汗等症，同时也可导致肺气肃降功能失常，出现咳嗽、喘息。

4. 脾是仓库总管

岐伯说脾是"仓廪之官"，仓廪是指储藏米谷的仓库，也就是说脾是掌管粮仓的，在人体中就与消化有关。

第一，脾主运化。脾气可以促进食物的消化和吸收，并具有"升清"功能，可将吸收的水谷精微和水液上输心、肺，化生气血，输布全身以营养四肢百骸，起到了一个传输官的作用，相当于"后勤部长"。若脾的运化功能减退，则会影响食物的消化和吸收，出现腹胀、便溏、食欲不振等症状。若脾气虚弱，无力升举，反而下陷，则会导致人体内脏下垂，如胃下垂、肾下垂、子宫脱垂、脱肛等。

第二，脾主统血。脾气具有统摄血液在经脉中流行而不溢出脉外的功能。清代医家沈明宗说："五脏六腑之血，全赖脾气统摄。"如果脾不统血，则会出现便血、尿血、妇女崩漏等。

5. 肾是掌管发明与工匠的官

五脏中最后一个是肾脏。其实，肾脏也可以排在第一位，因为肾是先天①的根本，但在位置上它是居于最下边的。

《黄帝内经》说肾脏是"作强之官"。"作强"是什么意思？"作强"可能与工匠有关系，肾的"官职"是主管技巧、主管发明创造的。工匠是创造器物的，肾脏是创造生命的，所以肾脏就好比是一个创造生命的工匠，它具有创造力，是生命的原动力。

第一，肾藏精。精分为先天之精、后天之精。肾主要是藏先天的精气。精是什么？精是维持生命的最基本的物质。肾还主管一个人的生殖之精，肾气的强盛与否可以决定生殖能力的强弱，所以养肾是生命的根本。同时，人体的水液需要肾气的蒸腾气化，进而输布全身，并将生成的尿液排泄出去。若肾精亏乏，会引起发育迟缓，形衰易

---

① 先天：指人体受父母精血所形成的胎元，是人身生命之本，与出生后饮食营养、生活调护的后天相对而言。先天之本在肾，故有肾主先天之说。

老，四肢痿软无力，健忘等症。

第二，肾主纳气。肾摄纳肺所吸入的自然界清气，保持吸气的深度，防止呼吸表浅，以利于气体的交换，从而保持呼吸调匀。肾不纳气则会出现呼吸表浅，呼多吸少，动则气喘等症状。

第三，肾主骨生髓。髓由肾精所化生，居于骨中而能养骨。在《黄帝内经》中，髓主要有三种：脑髓、骨髓、脊髓。脑为髓海，故肾精充足，则脑髓、骨髓生化有源，骨骼强劲有力。肾还主管牙齿，牙齿也是一种骨头，《黄帝内经》有一句话是"齿为骨之余"，如果牙齿早早掉落就是肾虚。脑髓不足、骨髓不足都属于肾精不足、肾气不足，所以养肾是非常重要的。

（二）布满全身的经络

中国发现经络已有上千年的历史，但经络的内在机制一直是个迷。按中医古籍的说法，经络是经脉和络脉的总称，其中经脉又有十二经脉、奇经八脉和十二经别，络脉又分为别络、浮络和孙络。其中十二经脉是经络的主要部分：手太阴肺经、手厥阴心包经、手少阴心经、手阳明大肠经、手少阳三焦经、手太阳小肠经、足太阴脾经、足厥阴肝经、足少阴肾经、足阳明胃经、足少阳胆经、足太阳膀胱经。

经络是人体气血运行的通道、脏腑联系的网络。经络上分布着针灸所用的穴位，在西晋名医皇甫谧编著的《针灸甲乙经》[①]里介绍的穴位就有 349 个。经络是针灸治疗的理论基础，从针灸的治疗作用，可

---

① 《针灸甲乙经》：魏晋医学家皇甫谧著，中国现存最早、内容较完整的针灸学著作。

以证明经络的的确确存在。它的存在，可以从这几个方面看出来：

有的人对经络是很敏感的，针刺穴位就会感觉气顺着经络方向行走。比如说针刺合谷穴①，就会感觉到气流沿着手臂外侧大肠经的路线一直往上走。

还有一部分皮肤病患者，皮损表面的走向，也与经络描述的走向差不多。

曾经有科学家进行研究，在古人描述的经络线路上进行电阻实验，发现经络走向是一种低电阻，比其他的部位电阻要低。

还有科学家发现在经络走向的路线上敲击所发出的声音和其他部位是不一样的。甚至有人发现经络走向的路线上能发出一种非常微弱的冷光。

虽然目前还没有搞清楚经络究竟是什么，但有这样奇妙的现象，说明经络确实存在。所以现在一般认为，经络是运行全身气血，联络脏腑形体官窍，沟通身体上下内外，能够感应传导信息的通路系统。

---

① 合谷穴：经穴名。代号 LI4，属手阳明大肠经。位于手背第一、二掌骨之间，近第二掌骨之中点处。

身体的内外对应

　　身体从视觉角度来看包括两个部分，即显露于外的四肢、躯干、九窍等，和藏在身体之内的五脏六腑、气血经络等。中医在"天人合一"思想的指导下，强调人体自身是一个有机的整体，认为身体的各个组成部分是互相联系的，存在对应关系，即所谓的"司外揣内""有诸内必形诸外"。通过身体的外部表现和变化来判断身体内部的变化，是中医学的特色，而身体的内外对应则是中医诊断治疗的基础。

（一）五脏、六腑、五体、官窍的对应

　　心与小肠相为表里，在体合脉，开窍于舌。肝与胆相为表里，在体合筋，开窍于目。脾与胃相为表里，在体合肉，开窍于口。肺与大肠相为表里，在体合皮，开窍于鼻。肾与膀胱相为表里，在体合骨，开窍于耳及二阴。

五脏、六腑、五体、官窍的对应表

系统	五脏	六腑	五体	官窍
心系统	心	小肠	脉	舌
肝系统	肝	胆	筋	目
脾系统	脾	胃	肉	口
肺系统	肺	大肠	皮	鼻
肾系统	肾	膀胱	骨	耳及二阴

（二）脏腑与舌面的对应

身体内部脏腑病变会反映于舌面，并且具有一定的规律，即舌尖反映心肺病变；舌中反映脾胃病变；舌根反映肾的病变，舌两侧反映肝胆的病变。

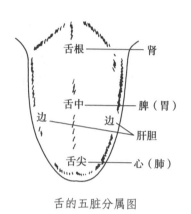

舌的五脏分属图

（三）五脏与眼睛的对应

《黄帝内经》将五脏与眼睛进行对应，称为"五轮"学说，即眼睑属脾，称为"肉轮"；两眦血络属心，称为"血轮"；白睛属肺，称为"气轮"；黑睛属肝，称为"风轮"；瞳仁属肾，称为"水轮"。

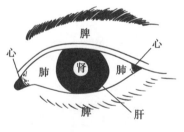

目的五脏分属图

（四）脏腑与面部的对应

《黄帝内经》将人体面部分为：明堂（鼻）、阙（眉间）、庭或颜（额）、藩（颊侧）、蔽（耳门），并与脏腑进行对应。庭（前额）——首面，阙上（眉心上方）——咽喉，阙中（眉心）——肺，阙下（鼻根，又称山根，下极）——心，下极之下（鼻柱，又称年寿）——肝，肝部左右（鼻柱两旁）——胆，肝下（鼻端，又称准头、面王）——脾，方上（鼻翼）——胃，中央（颧下）——大肠，挟大肠（面颊下方）——肾，面王以上（鼻端两旁上方）——小肠，面王以下（人中部位）——膀胱、胞宫。

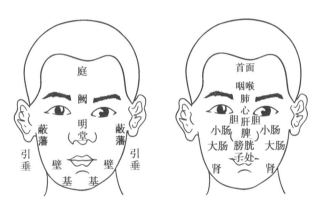

明堂藩蔽图面部色诊分属部位图

《黄帝内经》指出，额部对应心，鼻部对应脾，左颊对应肝，右颊对应肺，颏部对应肾。

（五）脏腑与寸口脉的对应

寸口脉指的是位于腕后桡动脉所在部位的脉，分为寸、关、尺三部。

《黄帝内经》指出，左寸：外以候心，内以候膻中。右寸：外以候肺，内以候胸中。左关：外以候肝，内以候膈。右关：外以候胃，

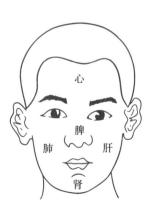

面部五脏分属图

内以候脾。左尺：外以候肾，内以候
腹中。右尺：外以候胃，内以候脾。
后世对脏腑与寸口脉的对应，大致均
以《黄帝内经》为依据而略有改变。

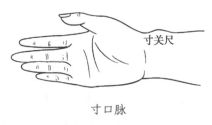

寸关尺

寸口脉

几种古籍对"脏腑与寸口脉的对应"的记载

古籍	寸		关		尺	
	左	右	左	右	左	右
《难经》	心	肺	肝	脾	肾	肾
	小肠	大肠	胆	胃	膀胱	命门
《脉经》	心	肺	肝	脾	肾	肾
	小肠	大肠	胆	胃	膀胱	三焦
《景岳全书》	心	肺	肝	脾	肾	肾
	心包络	膻中	胆	胃	膀胱	三焦
					大肠	命门
						小肠
《医宗金鉴》	心	肺	肝	脾	肾	肾
	膻中	胸中	膈胆	胃	膀胱	大肠
					小肠	

目前现代中医学关于脏腑与
寸口脉的对应关系，多认为左寸对
应心与膻中，右寸对应肺与胸中，
左关对应肝胆与膈，右关对应脾与
胃，左尺对应肾与小腹，右尺对应
肾与小腹。

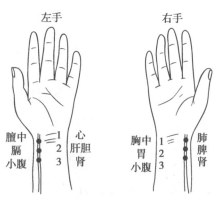

左手　　　　　右手

膻中　心　　　胸中　肺
膈　　肝胆　　胃　　脾肾
小腹　肾　　　小腹

脏腑与寸口脉的对应图

三　身体的周期

佛教常用"生、老、病、死"来概括生命的过程，表示身体发展的自然规律。生，即出生，是生命的开始，预示身体的生长和逐渐强壮。老，即衰老，预示身体功能的衰退。病，即生病，是身体的异常状态，是医学关注的主要问题。死，即死亡，是身体的最终归宿。身体在生命过程中必然经历生（包括长和壮）、老、死的生理过程，而病则是身体出现的病理变化。中医学在祛病强身、追求健康长寿的医疗保健活动中，逐渐形成了独具特色的对生命生、长、壮、老、已（死）规律的认识。早在两千多年以前，从生到死的过程中，中国的古圣先贤就发现了人体一生的生命周期。《黄帝内经》发现人一生五脏气血的盛衰和肾气盛衰、生命力、生殖力盛衰的周期，并提出两种观点，一种是生长衰老的周期，是以"十岁"为周期；一种是天癸的周期，以"七岁"（女）和"八岁"（男）为周期。这两种周期表面上看好像不统一，有矛盾，实际上是从不同角度区分人生的阶段。十岁，是从五脏六腑气血的盛衰观察出来的人的身体周期。七岁、八岁，是从肾气和天癸的盛衰观察出来的人的身体周期。

（一）生长衰老的周期

《黄帝内经》中，以10岁为一周期将人的一生划分为十个阶段。

10岁时，五脏（心、肝、脾、肺、肾）之气已经稳定了。血气、血脉都畅通了，气血也流动了，这流动之气主要活动在人体的下部，所以10岁小孩子的特征是喜欢"走"。这个"走"不是现代汉语当中的走，而是小跑的意思。这也解释了小孩子喜欢小跑的原因。

20岁时，是人生第二个阶段，此时血气开始强盛，肌肉开始长得结实了，这个阶段的人"好趋"。"趋"是快步走的意思，要比小跑慢一些。从10岁到20岁的动作由"小跑"到"快步走"转变过程，可以看出生理的变化，精气神的变化。

30岁时，"五脏大定"，五脏之气更加稳定，肌肉也更丰满，血脉也旺盛，所以就"好步"。这个"步"是行走，喜欢行走了，比"好趋"更慢了一些。

40岁时，五脏六腑、十二经脉气血都更加强盛了。强盛到了极点，也就开始衰落了。这时皮肤开始疏松，脸面的光泽开始减退，头发也开始斑白。虽然这个阶段走路的时候还比较平稳，还没到摇晃的地步，但已经是"好坐"了，不喜欢走动了。这表示人体开始衰老。

从"小跑"到"快步走"，然后到普通的"行走"，直至喜欢"坐"，这整个过程是一个慢慢衰老的过程。

人生到40岁的时候，开始有了衰老的迹象，还是外在的衰老。而从50岁开始，人真正地衰老了，从五脏开始衰老了。

50岁时，五脏就开始衰落了，先是肝气衰落，肝脏功能开始下降。所谓"肝胆相照"，接着胆气也慢慢地减少。并且，眼睛跟肝脏是有关系的，肝开窍于目，因而，眼睛开始看不清楚。

60岁时，心气开始衰落，心气不足了，所以经常担忧、悲伤，血气也开始松懈、外散，所以人就"好卧"了。

70岁时，脾气开始虚弱，皮肤变得松弛，皱纹爬上脸颊。

80岁时，肺气开始衰落，魄开始离散。因为肺是藏魄的，所以80岁的人就会经常说错话。

90岁时，肾气就衰竭了，先天之本一亏，其他四脏的经脉随着都空虚了。

到100岁时，心、肝、脾、肺、肾五脏气血全都虚弱了，这个时候虽然看上去形体还在，但实际上神气已经离去。

从动作上看，一开始10岁的时候是小跑。到后来是快走，然后是一般的走，接着喜欢坐，到最后喜欢睡了。50岁以后，身体进入衰落期，从五脏六腑功能衰落的顺序上看，是按肝、心、脾、肺、肾顺序衰落的。这个顺序刚好是五行相生的顺序。人体生长衰老的周期反映了"天人合一"的生长和衰落的周期规律，真是非常有意思的。我们的先祖们早就发现地球上的事物都是从下往上长的，《周易》六十四卦都是从下往上长的，《黄帝内经》说人50岁以前的成长也是从下往上长的，气血由下往上，表现为小跑、快走、慢走、好坐、好卧。50岁以后，人体的衰落又是按照五行相生的次序逐渐衰落的。

斯芬克斯之谜与《黄帝内经》

古希腊神话中有一个有名的传说——斯芬克斯之谜。斯芬克斯是一个怪兽，长的是人的头，狮子的身子。怪兽给大家出了一个谜语，谁猜中了，就把谁放走；如果猜不中，谁就要死。这个谜语是这样的："什么东西早晨是四条腿，中午是两条腿，到晚上又是三条腿。"众人都猜不出来，都被处死了。最后俄狄浦斯王答出来了，他的答案就是"人"。人小的时候四条腿，因为在地上爬；到后来两条腿，可以站起来走了；年老的时候，三条腿——多了一个拐杖。

这个传说也是从人的行为、动作上来区分人生命的各个阶段，但是区分得比较粗，而《黄帝内经》中岐伯把人的走路分得很细，从中发现生命的周期。人走路的形态、动作的快慢和敏捷度其实都反映了人的五脏六腑气血的盛衰，也就是精气神在各个阶段的盛衰。

（二）天癸的周期

天癸是一种主宰生殖能力的精微物质，从属于肾精。有了天癸就能生孩子，没有天癸就不能生孩子。《黄帝内经》记载了男女天癸不同的周期规律。

1. 女子以7为周期

女子是以七岁为周期的。

《黄帝内经》："女子七岁肾气盛，齿更发长。二七而天癸至，任脉通，太冲脉盛，月事以时下，故有子。三七肾气平均，故真牙生而长极。四七筋骨坚，发长极，身体盛壮。五七阳明脉衰，面始焦，发始堕。六七三阳脉衰于上，面皆焦，发始白。七七任脉虚，太冲脉衰少，天癸竭，地道不通，故形坏而无子也。"

"一七"：7岁时，肾气就开始旺盛，牙齿开始更换，头发开始生长。

"二七"：14岁时，因为有了"天癸"，所以这个时候能生孩子。天癸一般是在14岁的时候出现，好多人就想到是不是月经就是天癸？当然不是。月经只是"天癸至"的一种表现形式，它本身不是天癸。天癸是一种主宰生殖能力的物质，而月经是排泄掉的废血。这个时候"月事以时下"，"月事"就是月经，月经按时而下，每个月都要下来。

"任脉通"：任脉是人体正中、正前方的一条经脉，与后背正中的督脉合成任督二脉。这个"任"字，可以通"女"字旁的"妊"字，主宰怀孕。

"太冲脉盛"：在奇经八脉里面有一条经脉叫冲脉，也就是这里说的太冲脉，这条脉很重要，它是十二经脉之海。冲脉从少腹内起于肾下，出于气街，进入胞中（女子的子宫，男子的精室）；从那里出来，沿着大腿内侧的根部，然后往上行，与肾经合在一起；往上走，经过肚脐两旁，上到胸部就发散开来，其中一支绕到嘴唇。同时，气往上行到胸部的时候，女子的第二性征就凸显出来，乳房隆起；气继续往上行绕嘴唇一周，男子的胡子长出来。所以男女性征都与太冲脉的盛衰有关系。太冲脉与肾经有一段相连，所以也主管人体的生殖。女子一般是14岁的时候，太冲脉旺盛，此时就能生孩子了。

"三七"：21岁时，肾气就开始平衡了、平稳了。因此"真牙生而长极"，这个"真牙"就是俗称的智齿，智齿生出来，表明身体已长到了极点，也就是到21岁的时候，女子发育完成。

"四七"：28岁时，女子的筋骨坚强了。《黄帝内经》说，肝主筋，肾主骨，所以筋骨坚强的意思是肝气和肾气达到强盛状态。毛发最旺盛，身体也最强壮。

"五七"：35岁时，"阳明脉衰"，足阳明是胃经，手阳明是大肠经，这两条经脉循行于手和脚的外侧，汇聚于头面部。胃和大肠的精气开始衰竭，带来的是面容开始憔悴，头发开始掉落。这里又提到头发。头发是什么呢？头发叫"血之余"，头发的盛衰是血气盛衰的表现。头发与肾脏有关系，头发掉落，也表示肾气开始衰落。

"六七"：42岁时，终于头部的三阳脉都开始衰落，面色枯槁，头发白了。

"七七"：49岁时，任脉开始虚弱，太冲脉也衰微了。这个时候有一点很重要，就是不能生孩子了。为什么呢？因为"天癸"没有了，"天癸"是主宰生殖的，没有"天癸"就不能怀孕，不能生孩子。所以，49岁对女子来说就到了绝经期、更年期，也就是开始衰老了。

2. 男子以8为周期

男子是以八岁为周期的。

《黄帝内经》："丈夫八岁肾气实，发长齿更。二八肾气盛，天癸至，精气溢泻，阴阳和，故能有子。三八肾气平均，筋骨劲强，故真牙生而长极。四八筋骨隆盛，肌肉满壮。五八肾气衰，发堕齿槁。六八阳气衰竭于上，面焦，发鬓颁白。七八肝气衰，筋不能动，天癸竭，精少，肾脏衰，形体皆极。八八则齿发去。"

"一八"：男子到8岁的时候，肾气开始充实，"发长齿更"。头发茂盛，牙齿更换。

"二八"：16岁时，男子的"天癸"——也就是主宰男子生殖能力的基本物质开始出现了，阴阳始能调和，男女和合，就能生孩子了。

"三八"：24岁时，男子肾气平和、均衡，具体表现是智齿开始长出来了，身高也达到极限。

"四八"：32岁时，筋骨强盛，也就是肝肾功能强盛。同时，肌肉也健壮了。换句话说，生命力达到极点，所以接下来就要衰落了。

"五八"：40岁时，肾气开始衰落了，具体的表现就是头发脱落。

"六八"：48岁时，头面部的三阳经经气衰微，脸色枯焦，头发变得花白。中国有一句老话："花不花，四十八。"意思就是人到48岁的时候眼睛变成"老花眼"，如果这时候还没有"老花眼"，那么以后一般也就不会再有了。

"七八"：56岁时，肝气衰微，筋脉迟缓，行动不便，天癸开始衰竭。主管生殖的精气不充足，肾脏功能减退，形体各部分都出现衰竭。对于男子来说56岁是一个坎，因为这个时候，主宰人的生殖的"天癸"开始枯竭了。

"八八"：64岁时，牙齿、头发都脱落了。天癸也彻底尽了，也就没有了生殖能力。

这是一般情况。《黄帝内经》说，如果善于养生，是可以超过女子"七七"、男子"八八"的期限而"生子"的。

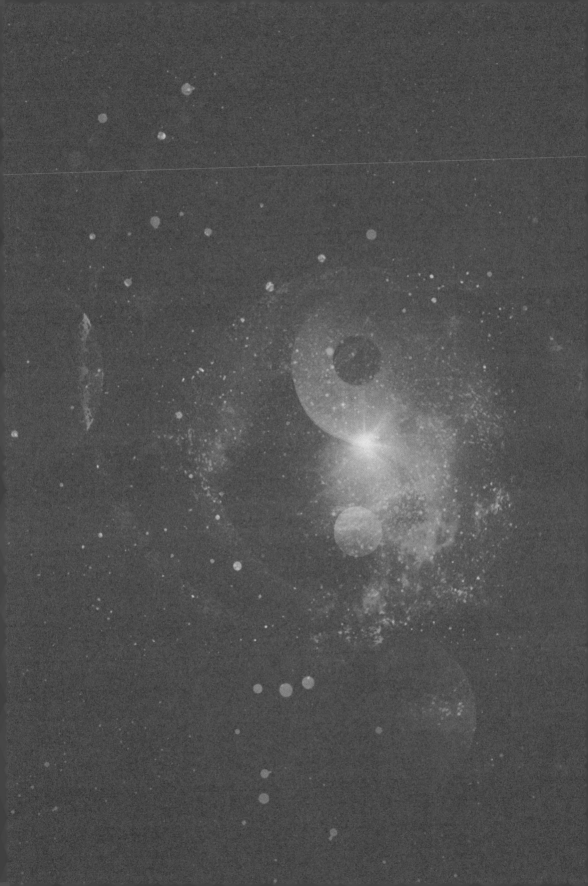

第三章

中医药食观

在浩瀚的中医药苍穹中，一味味中药组成不同的方剂，就像闪亮的星星组成星座，散发出璀璨的光芒。

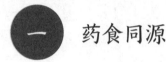

一 药食同源

古人在寻找食物的过程中发现，有的食物除了可以果腹之外，还可以祛除身体的疾病，药物与食物同时起源。翻阅古籍，一个个有趣的药食故事跃然纸上，中药是怎么发现的？"茶"的由来是什么？都说"良药苦口利于病"，苦口的汤药是怎么发明的？中药与美味的佳肴有什么关系？

（一）中药的发现

中药是人类在寻找食物以及与疾病作斗争的过程中发现而产生的。原始人类在寻找食物的过程中，难免会误食一些食后产生剧烈生理效应的动、植物，以致呕吐、腹泻、昏迷甚至死亡，就形成某些动、植物可食，某些不能食的认识。慢慢地，他们又发现如果人有了某种病痛，吃了一些原本不能食的动、植物后，反而可以解除疾苦，他们便对这些动、植物获得第二个认识，即它们可以用来治病，药物便出现了。这两种认识经过无数次反复的实践，逐渐从口耳相传到结绳契刻，最后到文字记载，这样就逐渐形成了中药的知识。

我国古代的许多典籍中都有"神农尝百草"的传说。《淮南子》

载："神农……尝百草之滋味……一日而遇七十毒"，说明了先民在生产实践中创造医药的过程。"神农"正是原始社会农业经济时期劳动人民的代表。

传说上古时候，五谷和杂草长在一起，药物和百花开在一起，哪些粮食可以吃，哪些草药可以治病，谁也分不清。黎民百姓靠狩猎与采摘野果为生，一旦哪天无所收获，就只好饿肚子。谁要生疮害病，更是无药可医。怎样给百姓充饥？怎样为百姓治病？这些问题，神农看着眼里，急在心里。为了解除人们的疾苦，神农苦思冥想了三天三夜，终于想出了一个办法。传说神农有一个水晶般透明的肚子，吃下什么东西，都可以透过胃肠看得清清楚楚。神农下决心把看到的东西都尝一遍，看看它们在肚子里面是怎样变化的。白天，他带着一批臣民，到山上尝百草，晚上臣民生起篝火，他就着火光记录白天所尝：哪些草是苦的，哪些草是甜的，哪些吃完肚子里发烫，哪些吃完肚子里寒凉，哪些能充饥，哪些能医病，都记载下来。他尝出了麦、稻、谷子、高粱能充饥，就叫臣民把种子带回去，让黎民百姓种植。通过品尝百草，神农为黎民百姓找到了充饥的五谷，医病的草药，药物与食物就此同时起源了。

（二）茶的由来

神农尝百草的过程中，要是不小心中毒了怎么办呢？传说，有一次他尝了一片嫩绿的小叶子，这绿叶一落进肚皮，可怪哩，只见它在肚皮里从上到下、又从下到上来回洗擦，把肚里的各个部分都洗擦得清清爽爽的。它那样子就像上上下下巡查一样，神农称它为"查"。一旦尝到有毒的植物，全靠这种小小的绿叶来解救。后人叫惯了，称它为"茶"，这就是传说中茶的由来。

（三）《神农本草经》

距今两千多年前的秦汉时期，众多医学家总结、整理当时药物学经验成果，托神农氏之名，著成我国现存最早的中药学专著——《神农本草经》。书内按照一年365日之数，收载365种药物，又按照天、地、人三才的布局，创造了上、中、下三品分类法。上品无毒，大多属于滋补强壮之品，可以久服，如人参、黄芪、山药；中品能补虚扶弱、祛邪抗病，如苦参、黄芩；下品多有毒性，不可久服，如大黄、巴豆。

（四）药物的性能

药物之所以能够针对病情发挥治疗作用，是因为药物具有特有的性质和作用，也称为药物的偏性。正是通过药物的偏性来调整人体的阴阳平衡，实现"以偏纠偏"的目的。药物的性能主要包括四气五味、归经、升降沉浮、有毒无毒等方面。

自古以来，各种中药书籍每在论述某一药物时首先标明其性味，这个性味就是四气五味。四气指药物的寒、热、温、凉四种特性。寒凉和温热是两种对立的药性，如果寒热温凉都表现不明显，则为"平"。能够减轻或消除热证的药物，其药性属于寒性或凉性，一般具有清热、泻火、凉血、解毒等作用。能够减轻或消除寒证的药物，其药性属于温性或热性，一般具有温里散寒、补火助阳、温经通脉、回阳救逆等作用。临床用药的基本原则就是：治疗寒性病证应用温热药，治疗热性病证应用寒凉药。

五味的"味"就是指药物的味道。所谓五味，是指药物有辛、甘、酸、苦、咸五种不同的味道。此外，还有一些药物，其味不显著，为淡味。古人在长期尝试药物的过程中，发现不同味道的药物对疾病产生不同的治疗作用，因此，"味"不仅表示味觉感知的真实滋味，同时也反映药物的实际性能，可以归纳为：酸收涩，苦燥湿，甘缓急，辛发散，咸软坚。

五味与功效对应表

五味	功能与主治	举例
辛	发散解表、行气行血 用于表证和气滞血瘀证	麻黄解表散寒 木香行气止痛
甘	滋补和中、调和药性、缓急止痛 用于虚证、痛证	甘草补脾益气，缓急止痛，调和诸药 党参健脾益肺，养血生津
酸	收敛固涩 用于治疗虚汗、泄泻	山茱萸、五味子涩精敛汗 五倍子涩肠止泻
苦	清热解毒、燥湿泻火、降气通便 用于清热、泻火、通便	大黄泻热通便 苦杏仁降气止咳平喘
咸	泻下、软坚散结 用于软化坚硬、消散结块、泻下通便	瓦楞子软坚散结 芒硝泻下通便

药物与食物并非泾渭分明，中医使用的很多药物源于食物，如山药、山楂、蜂蜜、大枣等。食物多少有一定的药效，如小麦可补心安神，豆制品可以宽中益气。药物侧重于疗病，故偏性较大；食物侧重于营养的补充而偏性较小，更加平和、安全。因此，药物不宜长期服用，而食物却可以长期食用。

（五）药性的转化

药性并不是一成不变的。用洗、蒸、煮、炒等方法加工中草药，以达到减毒增效的目的，在这个过程中，一棵草被真正赋予了药性，并可以在不同药性中发生转化，这就是炮制。

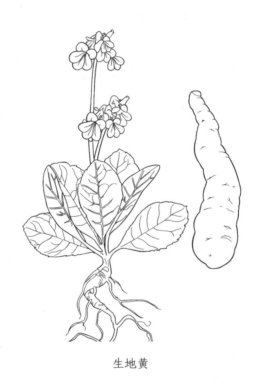

生地黄

例如地黄可以加工成鲜地黄、生地黄、熟地黄入药。地黄植物的根，新鲜时入药为鲜地黄，味甘、苦，性寒，有清热生津的作用。鲜地黄缓缓烘焙至八成干则为生地黄，苦味减少，药性转变为寒，味甘，以清热凉血作用为主。生地黄经过传统古法炮制以黄酒浸润，九蒸九晒之后成为熟地黄，药性由寒转变为温，味甘，成为一味滋阴补血的药物。

炮制过程中地黄药性的转变

药物	性	味	归经	功效
鲜地黄	寒	甘、苦	心、肝、肾	清热生津
生地黄	寒	甘	心、肝、肾	清热凉血
熟地黄	微温	甘	肝、肾	滋阴补血

（六）伊尹发明汤液

早在"神农尝百草"时代，人们直接把药物放在嘴里咀嚼，或者将干燥的药物切碎吞服，这种方法因药物未经加工，会影响肠胃吸收以及药效的发挥，还易产生毒副作用。后来随着制陶业的发展以及用火技术的普及，人们在烹调菜肴的启发下，把几味药物混合起来，加水煮成汤液饮服，汤剂便出现了。

距今三千多年前的夏末商初时期，有一位烹饪技巧高超、位居宰相的人物，名叫伊尹[①]。他原本只是一个为商汤王做饭的奴隶，善于研究和揣摩人的心思和口味。他认为生米、生菜能做成营养丰富的美味佳肴，那么草药混合慢煮煎成汤液，是不是药效更易发挥出来呢？经过反复实践，草药汤液就这样发明出来并沿用至今。原来"汤液"的发明竟是从烹饪中摸索出来的！

（七）中国食疗文化

中国的食疗文化源远流长。俗语云"药补不如食补"，药膳是将

---

① 伊尹：军事家，外交家，奴隶出身，辅佐商汤王建立商朝，被封为宰相，擅长烹饪与治国之道。

中药与食物相配伍烹饪而成的美食，既具有较高的营养价值，又可防病治病、保健强身、延年益寿。早在一千多年以前，就有用动物肝脏预防夜盲症，用海带预防甲状腺肿大，用谷皮、麦麸预防脚气病，用水果和蔬菜预防坏血病（即维生素C缺乏病）等记载。如果能根据病情需要，多吃一些适合自身体质的食物，少吃一些与体质需要相反的食物，对治疗疾病会有好的帮助。

二 常用药食

但凡中国人，多是在中医药的"浸泡"中长大的：春季流感，喝板蓝根；秋燥咳嗽，饮枇杷露。冬至，炖当归羊肉汤；夏临，熬清火绿豆汤。从古至今，食疗养生一直伴随着中国人的饮食生活，俗话说"冬吃萝卜夏吃姜，不用医生开药方"。

（一）药食两用的物品

日常生活中，有很多既可食用又可入药的物品，在超市或中药店里都可以买到，食用方法多种多样，有的可以煮粥、清炖，有的可以开水浸泡代茶饮用，有的可以直接生吃，有的被用作调味料……

制作粥品：赤小豆、山药、龙眼肉、大枣、桑椹、黑芝麻、莲子、薏苡仁。

制作菜肴：马齿苋、苦杏仁、百合、苦瓜、紫苏叶。

制作茶品：菊花、金银花、枸杞子、西红花、玫瑰花、甘草。

用作调味料：肉桂、小茴香、生姜、胡椒、花椒。

（二）食疗的规则

1. 辨证施膳

东汉名医张仲景官至长沙太守，告老还乡时，正赶上冬天，寒风刺骨，雪花纷飞，很多无家可归的人耳朵都冻烂了。他便让徒弟在南阳东关的空地上搭了一个棚子，支上大锅，把羊肉、辣椒及一些散寒的药物放入锅中煮，煮熟后切碎，用面皮包好再煮熟。由于形状像耳朵，又能防止耳朵冻烂，因此张仲景给它取名为"娇耳"。张仲景让徒弟给每个穷人发一碗汤，两个"娇耳"，人们吃了"娇耳"，喝了汤，浑身发暖，两耳生热，再也没有人的耳朵冻烂了。直到现在，人们依然有冬至吃饺子的习俗。

历代医家都非常重视饮食的调养，并且运用辨证的方法和论治原则，在正确辨证的基础上，采取相应的治疗方法，选药组方或选食配膳，取得预期的效果。针对虚寒腹痛，张仲景在《金匮要略》中提到"产后腹中㽲痛，当归生姜羊肉汤主之"。针对热病口渴，咽干，唇燥，清代吴鞠通《温病条辨》中记载了五汁饮，由梨汁、荸荠汁、鲜苇根汁、麦冬汁、藕汁组成，并嘱咐"临时斟酌多少，和匀凉服，不甚喜凉者，重汤炖温服"。在中医理论中，单以虚证为例，便可分为气虚、血虚、阴虚、阳虚四种类型，食疗中应分别给予益气、补血、滋阴、补阳的食疗食品，如气虚药膳人参乌鸡汤；血虚药膳阿胶糕；阴虚药膳玉参焖鸭（玉竹与沙参）；阳虚药膳杜仲腰花。

2. 因人用膳

中国历史上一位执政晚清五十年的女性——慈禧太后活了73岁，比康熙至光绪八个皇帝53岁的平均年龄多出20岁，这与她喜食茯苓饼有一定的关系。慈禧为什么晚年特别爱吃茯苓饼呢？传说北京香山的法海寺有个99岁的老方丈，每天都会坐禅、练功、上山采药，精神矍铄，有"老寿星"之称。他除了吃松子，便是吃自己亲手烙的不知名的小圆饼。

这一年，慈禧在香山行宫养病，食欲不振，日夜烦忧。御医给她开了很多方剂，也没有多大起色。此时，老方丈向太后进献了自己亲手制作的小圆饼。慈禧连吃三枚，便觉精神清爽许多。三天过后，容光焕发。后来，此饼经过御医和御膳房名厨反复研制，最终以茯苓加入面粉做皮，中间夹入果仁（核桃、芝麻、松子）、蜂蜜、桂花做馅，制成了"茯苓饼"。制作方法被载入太医院"仙方册"中。据一些在慈禧太后身边服侍多年的人回忆说，自从经常进食茯苓饼后，慈禧太后连头发也由白变黑了。

茯苓性平，味甘、淡，具有利水渗湿、益脾和胃、宁心安神的功效，善治脾虚、失眠、心悸、水肿等症，用于女性和老年人的滋补是最好的。现在，茯苓夹饼已成为北京特色宫廷小吃，凡到北京的外地游客都要买几盒带回去馈赠亲友。

不同人群应选用不同类型的药膳。老年人经常虚烦不眠，脾虚泄泻，亦或肠燥便秘，可以分别选用龙眼枣仁饮、八珍糕、火麻仁汤。女性若要美容养颜、延缓衰老，可以选择糯米红枣、木瓜炖雪蛤。针对工作压力大、失眠，常饮酒、饮食不规律导致胃部不适的亚健康男性，可以选择莲子猪肚汤、桂花葛粉羹。幼儿食积不消化，山楂糕是很好的选择，川贝炖雪梨也很适合肺气虚弱、热痰咳嗽的幼儿。一些肿瘤人群，则可以选用灵芝杞枣炖乳鸽、虫草花石斛汤等药膳，其中的灵芝、虫草花、石斛都有很好的提高免疫力、抗肿瘤的作用。

3. 因时用膳

中医认为，人与日月相应，人的脏腑气血的运行，和自然界的气候变化密切相关。"用寒远寒，用热远热"，意思是说在采用性质寒凉的药物时，应避开寒冷的冬天，而采用性质温热的药物时，应避开炎热的夏天。这一观点同样适用于药膳。不同季节应该如何选择养生菜肴呢？

（1）春

春季是万物复苏的时节，自然界的阳气开始生发，人体内的阳气也开始变化，保护体内的阳气特别重要。中医认为，四季中，春季属木，与肝的属性是一样的，因此在保护阳气的同时，还要注意养肝。

韭菜炒虾仁

补虚助阳。适用于肾阳虚导致的腰膝无力、阳痿遗精、盗汗、遗尿。

黑木耳炒猪肝

养血，补肝肾，明目。适用于缺铁性贫血人群，以及气血虚弱所致的视物模糊不清者食用。

粉葛粟米排骨汤

发汗解肌，调节血压、血糖。适用于男性解酒、醒神，以及高血压颈项强痛，糖尿病者的辅助治疗。

（2）夏

夏季气候炎热，人多食欲不振，消化功能薄弱，再加上出汗较多，体力消耗比其他季节大。所以，夏季宜清补，多食清淡平和、清热利湿的食物。

苦瓜炒百合

清暑涤热，清心安神。适用于夏季食欲不振，睡眠不安，肺热燥咳等人群。

莲子猪肚

健脾益胃，补虚。对少食，消瘦，泄泻，水肿患者有辅助治疗作用，也适宜饮食不规律的职场人群。

藿香豆腐羹

解暑开胃，和中止呕。可用于防治夏季中暑，增强食欲。

（3）秋

中医认为，燥为秋季的主气，燥邪常易耗伤人体阴液，因此，秋季宜养阴、养肺，少辛增酸，多吃滋阴润燥的食物。

川贝炖雪梨

生津润燥，清肺化痰。尤宜久咳不止的老人及小儿服食。

白果豌豆鸡丁

定痰喘，止带浊。适用于老年咳嗽，哮喘，小便频数，女性崩漏及带下等症。

灌藕方

养阴润肺，补脾益气。适用于心肺气虚，咳嗽等症。

（4）冬

冬季的气候特点为"寒"，是"藏"的季节，非常适宜进补，尤宜补肾、补气血。

当归羊肉汤

补气养血，暖肾强腰。适用于病后、产后气血虚弱，多汗，肢冷。

黑豆首乌烧鳝鱼

补气养血，滋补肝肾，祛风通络，乌发强身。可用于延缓衰老。

西洋参乌鸡汤

补气生津，治消渴。适宜产妇食用。

（三）多样的药食形式

药膳形式多样，除了可以制作菜肴以外，还可以制作药粥、药茶、药酒等，这些药膳充斥于中国人民的日常生活中。

1. 补身佳品药粥

药粥是以大米、小米、大麦、小麦等粮食，添加了一些药食两用的或具有保健作用的药品加水煮成的，是祛病延年、滋润补身、加速康复的食疗手段。尤其适合患者、老人、产妇食用。

民谚中也常见各种药粥疗法：

若要不失眠，粥里加柏莲（柏子仁和莲子）；

心虚气不足，要吃桂圆粥；

枸杞煮粥妙，保你肝脏好；

夏天防中暑，荷叶同粥煮；

春天喝"菊花粥"，养肝解毒；

夏天喝"绿豆粥"，清热消暑；

秋天喝"银耳粥"，滋阴润燥；

冬天喝"八宝粥"，温胃健脾；

产妇喝"小米红糖粥"，能养血健脾；

小便不利者喝"苡仁玉米粥"，能利水渗湿；

大便溏泻者喝"大枣糯米粥"，能健脾益气；

便秘者喝"山药红薯粥"，能益气通便。

2. 养生饮品茶与酒

(1) 具有"解毒"功效的茶

自古以来，中国就是一个爱好饮茶的国度。从中医角度看，茶具有清热解毒、生津止渴、护齿明目、消除疲劳等功效，是集防病、治病、健身为一体的养生佳品。在中国茶文化发展过程中，茶经常被单方或复方入药使用。在忙碌的现代生活中，结束了一天的劳顿，泡制一杯散发着花草芳香或浓郁药草气息的茶饮，浸润其中，能够陶冶身心，享受茶饮带给我们的轻松与健康。

菊花茶

菊花有疏散风热、清肝明目的功效。菊花茶香气浓郁，提神醒脑，长期饮用能防治心血管疾病，也适用于每天都要面对电脑的办公室一族，改善双眼干涩、视物模糊的情况。

凉茶

凉茶是汉族中草药植物性饮料的通称，广东凉茶是汉族传统凉茶文化的代表。将药性寒凉和能消解人体内热的中草药煎水做饮料喝，以消除夏季人体内的暑气，或治疗冬日干燥引起的喉咙疼痛等疾病。凉茶的组成成分多有甘草、夏枯草、金银花、菊花、布渣叶等，在炎炎夏日深受人们的喜爱。

（2）养生药酒

酒，素有"百药之长"之称，有温通血脉、宣散药力、祛散风寒等功效。酒还是一种很好的溶媒，将强身健体的中药浸泡于酒中，药借酒力、酒助药势而充分发挥其疗效。

枸杞子酒

补肝肾，明目。用于肝肾虚损型目暗、目涩、视弱、迎风流泪。

人参酒

大补元气，补脾益肺，生津，安神。用于神经衰弱、失眠、疲劳、心悸、气短等症。

桑椹酒

补血滋阴，生津润燥。用于阴虚血亏之眩晕、耳鸣、失眠，须发早白，或津伤口渴、消渴、肠燥便秘等症。

三 中药方剂

（一）方剂的组成

方剂就是治病的药方，中国古代很早已使用单味药物治疗疾病。经过长期的医疗实践，将几种药物配合起来，经过煎煮制成汤液，即是最早的方剂。方剂一般由君药、臣药、佐药、使药四部分组成。国家有帝卿官吏，而一个方子中的药也会分君、臣、佐、使，可谓用药如用兵。

主药如君。君临天下，地位最高，针对主证起主要治疗作用，通常药力强劲，一般仅一味，用量最大，如白虎汤中的生石膏。

辅药如臣。尽职尽责地充当君主的左膀右臂，辅助治疗主证。如麻黄汤用桂枝增强麻黄的辛温解表作用，小青龙汤用干姜、细辛为臣，意在治疗咳喘痰多而稀之兼证。

一朝之内，文臣再善谋划，武将再惯厮杀，也不能事必躬亲。臣药所不及，佐药便有了用武之地。"佐"指配合君、臣药治疗兼证或起反佐作用的药物。如麻黄汤中以苦杏仁止咳平喘，这是麻黄、桂枝所办不到的。佐药的另一种妙用就是制约、抵消某些君、臣药的烈性或毒副作用。小柴胡汤中臣药半夏和胃止呕，功劳不小，其毒性必须由生姜来制约。

使药则如婚礼中的宾相、晚会里的主持人、外交大使。"使"指引导与调和诸药，引领药力到达病变部位或与之相关的经脉，如独活寄生汤中，牛膝引药下行，以补肝血，壮筋骨，祛风湿。

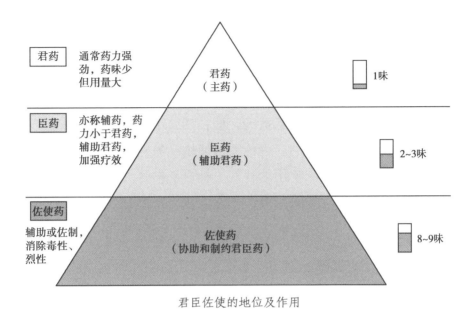

君药　通常药力强劲，药味少但用量大

君药（主药）　1味

臣药　亦称辅药，药力小于君药，辅助君药，加强疗效

臣药（辅助君药）　2~3味

佐使药　辅助或佐制，消除毒性、烈性

佐使药（协助和制约君臣药）　8~9味

君臣佐使的地位及作用

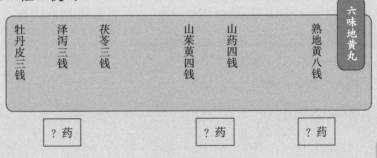

巧解六味地黄丸

不难看出，方剂中君药分量最多，臣药次之，佐使药又次之。根据这一原则，你能给下面这个药方分一下君、臣、佐、使吗？①

六味地黄丸

熟地黄八钱　山药四钱　山茱萸四钱　茯苓三钱　泽泻三钱　牡丹皮三钱

? 药　　　? 药　　　? 药

① 方解如下：熟地黄长于滋阴补肾，为君药。山茱萸滋补肝肾，涩精气，山药健脾补虚，涩精固肾，同山茱萸共为臣药。泽泻利湿泄浊，牡丹皮清热泻火，茯苓健脾渗湿，三者共为佐药。组方特点：三补三泻，以补为主，用于肾阴虚证。

（二）常用方剂

说起经典方剂，不得不提东汉著名医学家张仲景。他确立了辨证论治原则，通过望闻问切，在整体观念指导下对疾病进行诊疗。张仲景所著《伤寒杂病论》中的麻黄汤、桂枝汤、小青龙汤、小柴胡汤、半夏泻心汤等得到了后人的广为传播与使用。另外，后世方书中的四君子汤、四物汤也是临床常用的补气、补血基本方。正是在经典方剂的基础上，将药物进行加减变换，才化生成千千万万首成方，应用于临床。

1. 麻黄汤（辛温解表剂）　东汉《伤寒杂病论》

组成：麻黄9g、桂枝6g、杏仁6g、炙甘草3g，用于风寒表实证。麻黄发汗解表、宣肺平喘为君药。桂枝温经散寒、透达营卫为臣药。杏仁降利肺气、止咳平喘为佐药。炙甘草调和药性为使药。

2. 四君子汤（补气剂）　宋代《太平惠民和剂局方》

组成：人参、白术、茯苓各9g，甘草6g，用于脾胃气虚证。人参补益脾胃之气，为君药。白术是健脾良药，与人参配伍，增强益气健脾之功，为臣药。茯苓健脾渗湿，为佐药。甘草可调和诸药，并能增强人参、白术益气补中之力，为使药。

（三）方剂的变化

临床运用成方时，由于患者的体质、年龄、性别、生活习惯、所处环境等差异，应针对具体病情，对所选方剂进行加减，使方药与病证完全吻合，丝丝入扣，才能达到灵活运用中药来治疗疾病的目的。方剂运用的变化，主要包括药味的加减与药量的加减。

1. 药味加减

金匮肾气丸是张仲景创制的专治肾阳不足的祖方，由熟地黄、山茱萸、山药、牡丹皮、茯苓、泽泻、附子、肉桂组成。用附子、肉桂之辛热，助命门以温阳化气，熟地黄、山茱萸、山药滋阴益精，泽泻、茯苓利水渗湿泻浊，实有疏利三焦，通畅阳气之功。

宋代著名的儿科大夫钱乙在金匮肾气丸组方的基础上进行化裁，减去桂、附，名"六味地黄丸"，变成滋补肾阴的方剂，专治小儿先天阴虚，以及男性肾阴不足、虚火上炎的腰酸足软，自汗盗汗，咳嗽发热，耳鸣咽干等症。

2. 药量加减

请观察一下以下两个组方的特点：

桂枝汤与小建中汤组方用量对比

药物	桂枝汤	小建中汤
桂枝	9g	18g
芍药	9g	9g
甘草	6g	6g
生姜	9g	9g
大枣	3枚	4枚
饴糖	0	30g

桂枝汤与小建中汤均由芍药、桂枝、甘草、生姜、大枣组成。桂枝汤中桂枝、芍药用量相同，二者配伍，具有外解太阳，调和营卫的作用。小建中汤在桂枝汤基础上，增加了桂枝的用量，使之二倍于芍药，增加补益作用的饴糖，为温中补虚之剂，由解表方变为温里方。

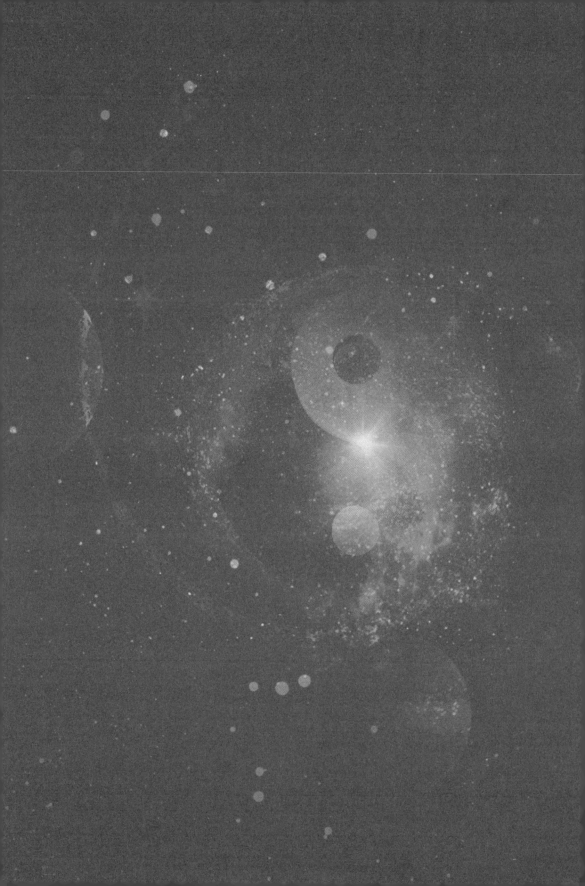

第四章
中医治疗观

中医治疗的关键在于激发人体的潜能，激活人体的原动力，是自然的、非对抗性疗法。通过治疗，中医可纠正失调的阴阳，使人体阴阳调和，自然而然恢复至"和"的状态。与西医一样，中医治疗疾病首先也要对患者的症状进行综合评价以作出诊断。望、闻、问、切为中医的四种诊断方法，简称"四诊"。通过"四诊"获取的综合信息，医生可了解患者的病情。要明确患者所患之疾，下一步就要辨证，医生需综合考虑多方面因素来判断患者阴阳失调的具体情况、辨明具体证候，然后根据证候施以相应的治疗方法，这就是中医讲的辨证论治，为中医的一大特色。辨证准确，医生才能对患者进行合理治疗，中医有多种非常有效的传统疗法。患者恢复健康后，中医还强调平日的保养，要求人们应懂得养生之道，懂得未病先防。

　　中医的诊断、辨证与治疗等都很重视外界环境对人体的影响。早在中医经典《黄帝内经》中，就谈到中国东、南、西、北、中央五方的地理环境、自然气候的不同，以及不同地域人体质的差异、生活习惯等的不同，会对人体的生理与病理产生影响。以其中一方——西方为例，在中国古代的西部地区，多山旷野，盛产金玉，遍地沙石，这里的自然环境，像秋令之气，有一种"收敛引急"的现象。该地的人们，依山陵而住，其地多风，水土的性质又属刚强，而他们穿粗布衣，睡草席，但饮食都是鲜美酥酪骨肉之类，因此体肥，外邪不易侵犯形体，如果发病，大多属于内伤类疾病，治疗宜用内服的药物。所以医生在临床上要了解病情和掌握治疗方法，必须结合具体情况，根据地理环境、季节变化及不同个体的差异进行适宜治疗。

一 中医诊断

在"天人合一"思想的影响下，中医认为人是一个有机的整体，各个组织器官在生理上相互联系，病理上相互影响。而通过四诊可全面系统地了解病情，准确"辨证"。与中医注重整体"辨证"的特点不同，西医是进行微观的"辨病施治"。用一个形象的比喻就是：中医重视"森林"，西医重视"树木"。

什么叫中医重视"森林"？就是说医生要对患者的情况进行全面了解和综合判断。影响人体健康的因素有多种，比如饮食、外界气候、地理环境等等，只有在这些条件都适宜的情况下，人体的阴阳才能处于一种相对平衡的状态，身体方能保持健康。阴阳平衡在人体也表现在多个方面，如寒热平衡、气血平衡、体表与内脏平衡等。一旦有某方面因素的变化破坏了身体的平衡，那么身体阴阳调和的状态将被打破，也就是"阴阳失调"了，人就会生病。医生则通过望、闻、问、切四诊的方法诊察疾病、收集患者有关资料，从而有助于下一步的准确辨证和治疗。

中医的四诊其实是种全息诊断方法。

望诊就是医生有目的地观察患者的神色、形态、五官、舌象等，通过观察结果评估患者的健康情况来判断病情。为什么通过观察可以对人的身体状况进行评估呢？人体是一个有机的整体，内部的变化一定会在外有所表现。中医通过大量的医疗实践逐渐认识到，机体外部特别是面部、舌质、舌苔等与内部脏腑的关系非常密切。如果脏腑阴阳气血有了变化，就必然反映到体表。

闻，是指用鼻子嗅气味；还有一个意思是听。闻诊包括两部分内容：一是听取患者的语言、呼吸、咳嗽和其他声音；二是辨别其口气、病气和二便等气味。

问诊内容涉及范围很广，是获取疾病信息的重要途径，通过问诊可了解患者既往病史、家族病史、起病原因、发病经过、治疗过程、主要痛苦所在、自觉症状、饮食喜恶等情况。再结合望、切、闻三诊，综合分析，可以对患者机体阴阳失调的具体情况作出更详细的判断。

切诊是指通过用手触按患者身体来了解病情的一种方法，脉诊是中医切诊中最重要的部分。我们常在一些影视剧中看到古代医生为患者诊脉的场景，比如宫廷剧中御医为皇帝及尊贵的妃子们请脉诊病。在古代中国"男女授受不亲"的礼教影响下，医生为某些患者切脉时，只能用一根线拴在患者的寸口，通过触摸并感受线的跳动来诊脉以了解病情。还有通过脉诊判断怀孕，判断胎儿的性别等。有些场景过于夸张，因此为脉诊蒙上了一层神秘的面纱。其实中医脉诊经过发展，主要采用"寸口脉"，就是医生用食指、中指和无名指按患者两手桡骨头内侧桡动脉的部位以判断脉象，了解患者身体内脏之气，辨别脏腑功能盛衰及气血津液的情况。

二 中医辨证

1956年中国河北省石家庄市曾发生流行性乙型脑炎（简称"乙脑"）大流行，死亡率达30%。当时周总理让人请教老中医蒲辅周先生，蒲老说可用白虎汤治疗，应用以后果然临床效果非常好，死亡率降到10%以下。1957年北京和唐山地区又发生乙脑流行，医疗人员应用白虎汤治疗效果不佳，有人就怀疑中医不行。周总理又让他们请教蒲老先生。蒲老从临床实践中发现，北京当年阴雨连绵，湿气较重，需在白虎汤里面加一味燥湿的中药——苍术。这样又解决了问题，把死亡率从30%降到10%以下。

而在蒲老先生治疗的167例乙脑患者中，无一例死亡。蒲老总共用了98个方子，就是说平均不到两个患者使用同一药方。所以中医看病要具体问题具体分析，也就是讲究"辨证论治"的原则。虽然都是乙脑，但在不同的气候条件下，导致疾病的原因不同，治疗就应有所改变；虽然在相同的气候环境下，患者的个体因素又有差异，针对不同的患者，治疗也要个体化。

辨证论治是中医学的一大特色，辨证，就是将四诊所收集的各种症状、体征等资料进行综合分析，以认识和诊断疾病。辨证施治的原则，使中医不是"头痛医头，脚痛医脚"，而是根据病者的体征、体质，结合天时、地理、病史等诸多因素得出诊断并确定治疗方案。中医辨证论治原则由张仲景创立，他被尊称为"医圣"。他所确立的这一原则，是中医临床的基本原则，也是中医的灵魂所在。中医学有多种辨证方法，包括八纲辨证、脏腑辨证、六经辨证等。八纲辨证为各种辨证之纲领，可用于临床多种疾病的辨证。八纲，即阴、阳、表、里、寒、热、虚、实，其中阴、阳两纲更是总纲领。

三 中医疗法

远古时期，中医治疗的方法主要有四种，它们之间相互独立而又相互关联。

按跷

"按"指抑按皮肉，"跷"指捷举手足，是中国古代一种物理疗法，可直接通过手技来完成，既有治疗作用，又有保健之效，后来被称为按摩或推拿。

砭石

砭石是一种锐利的石块，主要用来破开痈肿，排脓放血；或用以刺激身体的某些部位来消除病痛。砭石为中国最早的医疗工具，也是后世针刀等医疗器械的前身。

针灸

针灸是中医治疗的一大创举，包括针法和灸法。这项由中国独创的外治疗法，不仅为中华民族的繁衍昌盛做出了贡献，而且还成功地走向世界，为全人类的健康服务。

酒

酒在医疗上的应用是医学史上的一项重大发明，酒是最早的兴奋剂和麻醉剂，能"通血脉""行药势"，还能用作溶剂，在中医药发展史上占有重要地位。

中医在古代已包含了丰富的医药学知识，其中所述的形式多样的治疗手段，展现了中国古代医学科技的丰硕成果。传统的中医治疗手段，在古书中的记载分为砭、针、灸、药四种方法。而目前中医常用的治疗手段包括药物疗法、针灸疗法、推拿疗法、拔罐疗法、刮痧疗法等。

（一）药物疗法

　　2015年，屠呦呦女士因发现了治疗疟疾的新药物——青蒿素而获得诺贝尔生理学或医学奖。青蒿素从青蒿中提取，这一发现受到东晋著名医药学家葛洪《肘后备急方》的启发。屠呦呦女士在获奖感言中说："青蒿素是传统中医药送给世界人民的礼物。"所以说中医药资源是个宝库，有待我们不断去研究，从中得到更多启发来为人类的健

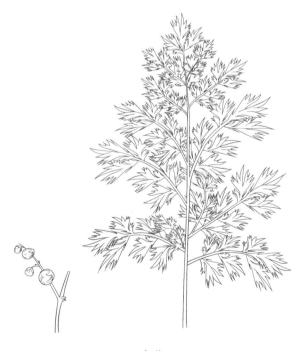

青蒿

康事业做贡献。

　　自然之物是治病之良药，中医认为世间百草皆有属性：寒热温凉、甘苦酸辛咸，四气五味，各有所司。以自然之物、自然之法，医自然之身，可激发人体的原动力，帮助人体恢复至正常的代谢。这就是在天人合一的哲学思想影响下孕育出的中医学认识，这种用自然之物治病或养生的智慧，也是古代中国人流传下来的宝贵遗产。在长期的生活、生产以及与疾病抗争的过程中，人类发现了药物。远古之时，人类为了生存在自然界觅食，慢慢便发现有些食物具有治疗疾病之效，最初发现的都是植物类、动物类药物。到了原始社会末期，人们在生产活动中对矿物的认识越来越深入，因此也慢慢掌握了一些矿物的功用，发现了矿物类药物。所以，中药可简单分为植物药、动物药以及矿物药三类。

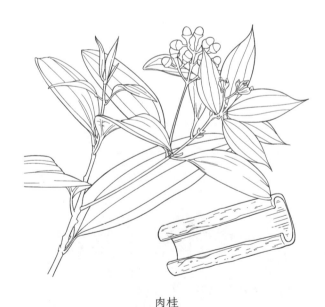

肉桂

（二）针灸疗法

1972年春，美国总统尼克松访华团抵京，提出要看针刺麻醉。美国代表团目睹了中国医生在无影灯下为患者开胸切肺却根本不用麻药，而这一切都被记者们通过卫星向全世界转播，将"针灸热"推向高潮。"针麻"神奇的效果让美国人赞叹不已！中国的针灸走向了世界。

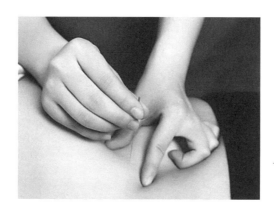

针刺疗法

针灸是中医治疗的重要组成部分，也是最具有特色的疗法之一，起源于我国人类社会发展的早期。针灸分为针法和灸法两种，针法要把针具按一定穴位刺入人体内，灸法则用艾条在体表一定的穴位上烧灼、熏熨。针具主要有九种，称为九针；灸法的工具通常是艾条。针灸以中医理论为指导，运用经络理论、腧穴理论和刺灸方法，通经脉、调气血，使阴阳归于相对平衡，脏腑功能趋于调和，从而治疗和预防疾病。

因针灸起源早，使用者在长期的医疗实践中积累了丰富的经验，为中华民族几千年的繁衍与发展做出了伟大贡献。早在公元6世纪左右，针灸就从中国传至日本、朝鲜等国家，之后渐传至东南亚、欧洲

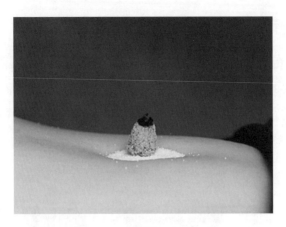

灸疗

等地。随着中外文化交流的不断深入，针灸也得到世界多国的认可，为世界人民的健康发挥作用。

（三）推拿疗法

在远古时代，人类居住环境恶劣，当身体某些部位出现疼痛或不适时，出于本能会用自己的双手抚摸患处，经过按、揉、掐等简单动作，便可有止痛之效，缓解病情。有时，人们由于繁重的体力劳动会出现肌肉、关节等劳损，经过抚摸、按揉等动作也能有利于康复。经过这样不断地尝试，人类便从这些实践中总结出了经验，这也就是原始的按摩疗法，后来的推拿术就是在此基础上发展起来的。

中医推拿为一种非药物的自然疗法、物理疗法。通常医生运用自己的双手作用于病患的体表，包括受伤部位、特定的腧穴、疼痛处等，具体使用推、拿、按、摩、揉、捏、点、拍等形式多样的手法，从而达到疏通经络、推行气血、疗伤止痛、祛邪扶正、调和阴阳的疗效。

（四）拔罐疗法

杯子我们都很熟悉，平常生活中可以用来喝水。而在中国古代，有种看起来像杯子的器具可以用来祛除身体的病痛。这种器具叫"罐"，而这种治疗手段叫"拔罐"。

拔罐以罐为工具，利用燃火、抽气等方法排出罐内空气，产生负压，使之吸附于体表腧穴或患处而产生刺激，以达到防治疾病的作用。其具有通经活络、行气活血、消肿止痛、祛风散寒等作用，适用范围也较为广泛，如可用于治疗感冒、咳嗽、哮喘、消化不良、腹痛、痛经、头痛等。

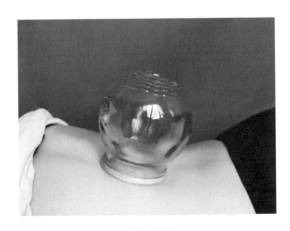

拔罐疗法

拔罐疗法在中国有着悠久的历史，早在成书于西汉的帛书《五十二病方》中就有关于"角法"的记载，角法就类似于后世的火罐疗法；而且在历代中医文献中也多有关于"拔罐"记载与论述。目前常用的罐具种类较多，有竹罐、玻璃罐、陶罐、抽气罐等。

（五）刮痧疗法

刮痧疗法是以中医经络腧穴理论为指导，通过特制的刮痧器具和相应的手法，蘸取一定的介质，在体表进行反复刮动、摩擦，使皮肤局部出现红色粟粒状，或暗红色出血点，从而改善局部的微循环，具有调气行血、活血化瘀、舒筋通络、祛邪排毒等功效，达到以上功效后人体的阴阳便得以调节。刮痧器具多样，如边缘光滑的羊角、牛角片、嫩竹板、瓷器片、小汤匙、铜钱、硬币、纽扣等。刮痧在中国是一种非常有效、极易操作的传统治疗手段。因易于操作，老百姓在家里也能进行。

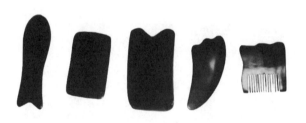

刮痧工具

（六）其他疗法

中医的外科手术起于远古时期，那时就出现了开颅术。近几十年来在中国青海、山东等地发现了一些留有开颅手术印记的原始人头骨。我们知道，开颅术技术难度极大、危险性极高。然而这些考古发现显示，在头颅上实施钻孔手术在新石器时期已出现。1992年，中国山东省出土了一具距今约五千年的人类骨骼，颅骨右侧顶骨有一钻洞，经考证，此圆洞周围有开颅手术的痕迹，而且此人在术后还存活了一段时间。现在我们已无法得知当时的手术情形，也无法进行考证，但该考古发现将原始外科手术的起源推到五千年以前。

我们知道，现在施行外科手术前，一般要对患者进行麻醉，这样可减轻患者在手术中的痛苦。东汉末年华佗（约145—208）创制的麻沸散为世界最早的麻醉剂，是用于外科手术的麻醉药。在华佗死后，麻沸散的配方失传，但他对麻醉药的贡献得到了国际医学界的承认。

唐代孙思邈的《备急千金要方》中有关于导尿术的记载：有个患者得了尿潴留，不能小便。孙思邈想，吃药来不及，若能想办法用管子插进尿道，尿或许会流出来，他看到邻居的孩子拿了根葱管在吹着玩儿，葱管是尖的，又细又软，孙思邈决定用葱管试试。于是他选了根合适的葱管，在火上轻轻烧了烧，切去尖的一头，然后小心翼翼地插进患者的尿道里，再用力一吹，不一会儿尿果然顺着葱管流了出来，患者的病情便得到了缓解。所以孙思邈是世界上较早的导尿术的发明者，《备急千金要方》中葱管导尿的记载，比1860年法国发明的橡皮管导尿早1 200多年。

诸如此类的例子还很多，限于古代的医疗环境等因素，这些医疗技术当然不能与现代医学相提并论，不过古代医生的每一次探索与实践都为中医的发展做出了重要贡献。

四 中医预防

中医提倡未病先防，从天人相应的整体观念出发，以人体正气为本，掌握和应用正确的养生方法，并且持之以恒，才能使机体阴阳达到相对的动态平衡，这样做才能远离疾病，保持健康。

（一）什么是治未病

《黄帝内经》说，"是故圣人不治已病治未病，不治已乱治未乱，此之谓也。夫病已成而后药之，乱已成而后治之，譬犹渴而穿井，斗而铸锥，不亦晚乎！""治未病"思想如今已受到极大关注。

1. 扁鹊三兄弟的故事

在中国历史上，扁鹊是位技术高超的名医。《史记》记载他以神奇的医术为齐桓侯诊病，这个故事流传久远。

殊不知，扁鹊在谈到自己医术时，却说不如两个哥哥：大哥最好，在疾病发作之前治疗，患者还没有察觉到就已经除去病根；二哥次之，在病初起时进行治疗，症状刚显现就已药到病除；他自己最差，在病情已很严重之时进行治疗，不仅患者痛苦，而且下大功夫才能除去疾病。这则故事形象地说出了中医追求的最高境界——"治未病"，就是说医术最高明的医生不仅是擅长治病的人，还是能够预防疾病的人；稍次一等的医生在疾病初期对其进行治疗；而病情严重时才进行治疗的医生最差。唐代著名医药学家孙思邈也曾提出过类似观点。他说："上医医未病之病，中医医欲病之病，下医医已病之病。"

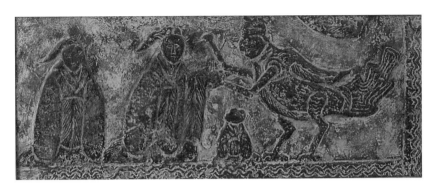

汉画像石拓片——扁鹊行医图

2. 中医的"治未病"思想

中医"治未病"可以分为三个阶段。第一个阶段是未病先防，在没生病之前防止得病，核心就在于养生。第二个阶段是既病防变，已经生病了就要及时治疗，要能够预测到疾病可能的发展方向，以防止疾病的进一步进展。疾病的变化很快，在开始阶段一定要防止疾病进入下一个阶段，否则将很难治愈。第三个阶段，在病愈之后要防止其复发，与第一个阶段一样，防止复发也应当注重平日的养生，也就是保养人体的精气神。治未病思想是维持人类健康的第一法则。

（二）中医养生观

《黄帝内经》认为人的正常寿命应该是一百多岁，只要按照养生之道来做就可以度过百岁。中医的养生之道，应该记住一条总原则，那就是"法于阴阳，和于术数"。谨察阴阳所在而调之，以平为期。人们如果不能顺应四季阴阳的变化，没有节制，这是产生疾病的重要原因。中医养生之道体现在人们的起居、饮食、运动、情志乃至用药治疗等各个方面。

1. 起居养生

起居养生总的原则是起居有常，也就是说人体的活动、作息等要有一定的规律。中医学在"天人合一"思想的指导下，认为随着四季的变化，随着一天时间的变化，人的身体也会相应随之变化。人体的内环境要适应外环境，要达到天人合一，这样才能保持身体健康。

《素问·上古天真论》说："食饮有节，起居有常，不妄作劳，故能形与神俱，而尽终其天年，度百岁乃去。"这是说饮食要有节制，作息要有法度，不过分地劳心劳力，这样就能够使身体与精神和谐统一，从而享尽人的自然寿限，百岁乃去。

比如根据四时来养生。如《灵枢·本神》："故智者之养生也，必顺四时而适寒暑，和喜怒而安居处，节阴阳而调刚柔。如是，则僻邪不至，长生久视。"这里讲的是懂得养生的人能够顺应四季气候的寒温变化，使情绪正常而安于所处的环境，节制阴阳的偏盛偏衰而使刚柔相济。这样去做，邪气就不会侵袭身体，从而可以延年益寿。

在不同的季节，人们应该怎么做呢？《黄帝内经》告诉我们：

"春三月，此谓发陈，天地俱生，万物以荣。夜卧早起，广步于庭，被发缓形，以使志生。生而勿杀，予而勿夺，赏而勿罚。此春气之应，养生之道也。"就是说春天阳气初生，草木发芽，枝叶开始舒展，生命开始萌发。在这一季节里，天地一同焕发生机，万物欣欣向荣。人们应当比冬季晚点睡觉，早些起床。多到室外走路、散步。将头发披散开来，舒展全身，抒发情志，规划未来。春天，是天地使万物和人焕发生机的时候，不要滥行杀伐；多多给予，少些敛夺；要多奖励，少惩罚。这是顺应春气、养护人体生机的法则。

"夏三月，此谓蕃秀，天地气交，万物华实。夜卧早起，无厌于日，使志无怒，使华英成秀，使气得泄，若所爱在外。此夏气之应，养长之道也。"即夏季的三个月，阳气渐渐生长，是万物繁茂秀美的季节。在这一季节里，天地之气交会，万物开花结果。人们应适当晚睡，早些起床，增加活动时间。对昼长夜短和炎炎夏日不厌恶。让情绪平和不躁，保持旺盛的精神状态，适当使身体出一些汗，对外界事物有浓厚兴趣，把愉快的心情表现出来。这是顺应夏气、保护身体功能旺盛的法则。

"秋三月，此谓容平，天气以急，地气以明。早卧早起，与鸡俱兴，使志安宁，以缓秋刑，收敛神气，使秋气平，无外其志，使肺气清。此秋气之应，养收之道也。"即秋天的三个月，万物形态平定，果实饱满，成熟收获。这一季节里，天气清肃，其风劲急，大地明净，草木开始凋零。人当早睡早起，应与鸡同时作息。使情志安定平静，用以减缓深秋的肃杀之气对人的影响，收敛此前向外宣散的神气，以使人体能够适应秋气并达到相互平衡，不要让情志向外宣泄，用以使肺气保持清肃。这乃顺应秋气、养护人体收敛功能的法则。

"冬三月，此谓闭藏，水冰地坼，无扰乎阳，早卧晚起，必待日光，使志若伏若匿，若有私意，若已有得，去寒就温，无泄皮肤，使气亟夺，此冬气之应，养藏之道也。"即冬天的三个月，是万物生机闭藏的季节。在这一季节里，水面结冰，大地冻裂，所以人不要扰动阳气。要早睡晚起，一定要等到日光出现再起床。使神志内藏，像隐私一样不外泄，像得到宝物一样不外露。还要远离严寒之地，靠近温暖之所，不要让肌腠开启出汗而使阳气大量丧失。这乃是顺应冬气、养护人体闭藏功能的法则。

在一天之中，中国古人将24小时等分为十二时辰：子、丑、寅、卯、辰、巳、午、未、申、酉、戌、亥，子时对应二十四小时制前日夜23时至当日凌晨1时，以此类推。中医认为人一天内的活动也应顺应十二时辰阴阳消长的变化，而在一天的十二时辰中，养生最应该注意子、午、卯、酉四个时辰。子时是阴气与阳气交汇的时候，阴气到了极点而阳气开始出现。古人说，子时一定要熟睡，要收藏。一般人在亥时（21—23时）应该睡觉，到子时就进入深度睡眠了。午时是11—13时，是阴气与阳气交汇的时候，阳气到了极点而阴气开始出现，也是古人认为应休息的时候，所以要睡午觉。卯时和酉时，就好比是春天和秋天。卯时是5—7时，酉时是17—19时。卯时人的精神要保持舒畅，有利于肝气的舒展；酉时人的神气要收敛，精神要安宁，思维也要趋于平静；且这两个时间段比较适合锻炼、练功。

2. 饮食养生

食物是人类生存的能量来源，我们所摄入的食物除能保证人体正常的新陈代谢，为我们提供营养外，如果能够搭配得当，还能帮助人保养身体。如何进行合理搭配而使之更有利于人体健康、滋补养生呢？中国人常讲"药补不如食补"，传统养生在充分吸取传统文化中有关饮食保健的合理成分的基础上，融合了儒家、道家等的养生方法与经验，形成了饮食养生的丰富内容。首先，饮食养生十分强调饮食宜忌，对于应该吃什么、不应该吃什么、应该吃多少都有告诫。其次，重视饮食卫生习惯，对于饮食的时间、姿势、食物的冷热和性味等都有规定。再次，饮食养生还重视饮食调护，在进食前，人的精神状态需调整好，饭后可以通过散步、按摩腹部等方法来帮助消化，民间就有"饭后百步走，活到九十九"的说法。因此，饮食养生就是让人们重视日常饮食的各方面来达到保健身体的目的。

3. 运动养生

在远古时代，中国就有关于狩猎和劳动的原始舞蹈，也称为"仿生舞"。通过这些舞蹈，人们不仅可以振奋精神，解除疲劳，还能互相沟通感情。随着人们思维的发展，原始人类发现舞蹈还能减轻或消除身体的痛楚。后来原始舞蹈逐渐发展为导引术，成为医疗保健与养生的重要方法之一。

中国古代导引术、五禽戏、八段锦、太极拳等都是以运动身体的方式实现维护健康、增强体质、延长寿命、延缓衰老之目的。

4. 情志养生

每个人都有七情六欲，这是外界刺激引起的精神上的反应。人的感情、情绪、心理活动本来就是多方面的，有不良情绪并不可怕，关键是要善于控制与调节，及时进行排解，否则就会受不良情绪的刺激和危害而使身体出现疾病。那么七情六欲是什么？应该怎样调节七情六欲，调节情志呢？《黄帝内经》认为七情指"喜、怒、忧、思、悲、恐、惊"，并将七情六欲归为五类——怒、喜、思、忧、恐，叫五志。五志分别对应五行，也就分别影响人的五脏——肝、心、脾、肺、肾。若其中某种情绪过于激烈，则会给对应脏腑带来伤害：过怒伤肝、过喜伤心、过思伤脾、过忧伤肺、过恐伤肾。

五行与五脏、五志对应表

五行	木	火	土	金	水
五脏	肝	心	脾	肺	肾
五志	怒	喜	思	忧	恐

我们如何来解决这些情志问题呢？办法十分有趣，并非是通过吃药，而是用一种情志来克服另一种不正常的情志，叫"五志相胜法"。例如思虑过度，可以通过愤怒来治。中国古代神医华佗，他常

在患者出其不意时用情志相克的办法治疗情志疾病。一次，有个郡守因思虑过度得病，请华佗治疗。结果华佗故意激怒郡守，郡守一气之下吐出很多黑血，将郁积的病理产物全部吐出，病就好了。同样，恐惧过度，可以通过思虑来治；大喜过望，可以通过惊恐来治；忧愁悲伤，可以通过喜来治；愤怒过度，可以用忧愁治疗。此外，音乐也能对人的情绪产生影响，可以调节身体各方面功能，加强新陈代谢以及激发人体潜能，所以具有独特的养生与治疗功能。还有琴、棋、书、画"四大技艺"，是中国传统文化中的瑰宝，也是陶冶情操，促进情绪调和的养生手段。

5. 静修养生

美国艾奥瓦州的一项调查研究发现，美国人对养生的理解与中国人有很大区别。研究对象中90%的人认为"身体锻炼、健康食物"是最重要的养生方法。而中国北京西城区的调查问卷显示，老百姓基本都认为"养生不仅要锻炼身体，还要精神好，心情愉快"。从以上简单的对比我们可以了解，中国式养生的特点要求形与神结合，动与静结合。这里的"形"和"动"就是提倡身体锻炼，是有形的形体运动；而"神"和"静"就要求人们进行精神保养，需要达到精神的静、心态的静以及心灵的静。也就是通过静修来保养生命。

静修养生具体怎么进行呢？最常见的就是静坐法，也称为打坐。中国的儒家、释家、道家三家都讲静，都有静修这种养生法。此方法是通过养神来使人的精神、心态、心灵都获得安静。打坐之后，需要活动筋骨，这样可以动静结合。但静修也不拘泥于具体的仪式，不限于静坐这一种形式，只要可达到养神之目的，都可保养和提升人体的生命力。比如人们也可以在散步、练习太极拳或其他导引术时排除内心杂念，进行静修，其追求的是内在的安宁与平静。

　　同时，现代研究也表明静坐后人身体多方面的情况可得到改善，比如全身肌肉放松，心率和呼吸缓慢，免疫功能增强等。若能长期坚持，对强身健体和预防疾病都大有裨益。

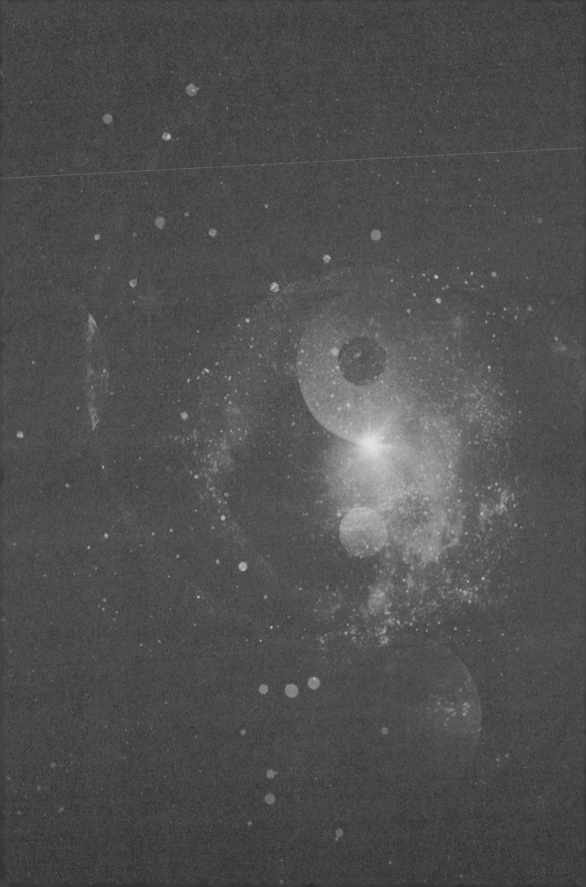

第五章

中医与民俗

中医药学是中华民族在长期的生活、生产实践中形成的，在日常生活中摸索出认识生命、战胜疾病、维护健康的经验，与民间民俗、民风有着密切关系。一方面，很多中医药经验逐渐演变成民俗；另一方面，一些民俗又丰富了中医药知识。让我们从一年几个重要节日的民俗中看一看中医药是怎样融入民俗的。

一　除夕

除夕是中国人最重要的节日之一。中国农历一年的最后一天叫"岁除"，那天晚上叫"除夕"，意味着过了这天，一年就过去了，这天是辞旧迎新、万象更新的节日。

除夕自古就有通宵不眠、守岁、贴门神、贴春联、贴年画、挂灯笼等习俗，流传至今，经久不息。

在中国很多地方，除夕夜要吃饺子。饺子，取"更岁交子"的含义，"子"为"子时"，"交"与"饺"谐音，有"喜庆团圆"和"吉祥如意"的意思。

饺子的起源，相传还与中医医圣张仲景相关。有一年冬天，张仲景家乡大雪纷飞，寒风刺骨。许多父老乡亲饥寒交迫，耳朵都冻烂了。张仲景看到这种情况，心里非常难过，就研制了一个可以御寒的食疗方——"祛寒娇耳汤"。他叫其弟子在村里搭起医棚、支起大锅，用羊肉、辣椒和一些温热祛寒的药材放在锅里煮熟，捞出来剁碎，用面皮包成像耳朵的样子，再放到锅里煮熟，免费让百姓吃。服食后，乡亲们浑身发暖，耳朵发热，冻疮就痊愈了。随着岁月的流转，"祛寒娇耳汤"成为了家喻户晓的佳肴——饺子。

饺子营养丰富，饺子皮用面粉做，是人体热量的主要来源。饺子馅一般用肉、菜混合做馅。肉馅富含蛋白质，其中猪肉味甘、咸，性微寒，有补虚、滋阴、润燥的功效；牛肉味甘，性温，有补脾胃、益气血、强筋骨的功效。蔬菜中则含有丰富的维生素、纤维素、微量元素等。民间流行在包饺子时，放入糖、硬币、花生、枣、栗子等。人们认为吃到糖，寓意来年生活更甜美；吃到硬币，寓意来年财源丰盛；吃到花生，寓意来年健康长寿，因为花生又叫"长寿果""长生果"；吃到枣和栗子，会早生贵子，因为枣和栗子，与"早立子"谐音。这都是人们对美好生活的向往和生活的乐趣。在包饺子的时候，有的会将饺子包成元宝形，意味着包住福运。在吃饺子的时候，家家还会准备一些清爽开胃的凉菜，比如糖醋萝卜、凉拌木耳、腊八蒜等，因为节日中人们往往吃得比较油腻，容易"上火""生痰"，出现肠胃不舒服的症状，这些甘淡清爽的凉菜可以促进体内新陈代谢，有利于食物中各种营养素的吸收和利用。

吃完年夜饭，全家人团聚在一起守岁，将各种点心水果放满一桌，欢聚一堂，舒怀畅饮，共同等待辞旧迎新的时刻，期待来年平安吉祥。

北京人在除夕还有一种叫作"踩祟"的活动，认为可以"驱除邪祟"。就是在除夕夜，孩子们将芝麻秆儿一根根地铺到庭院里，然后在上面走来走去，将芝麻秆儿踩得嘎嘎作响，直到芝麻秆儿被全部踩碎，因为"碎"与"岁""祟"谐音，取义为孩子们"踩祟"后，把邪气疫病都赶跑，来年不会生病，表达了老百姓们对辟邪除灾、迎祥纳福的美好愿望。

二 元宵节

元宵节，又叫上元节，是中国农历正月十五。在这个节日里，从古至今、从宫廷到民间都流行观赏花灯。元宵节赏灯，始于东汉明帝时期。东汉明帝时，佛教传入中国，由于汉明帝提倡佛教，佛教有正月十五僧人观佛舍利、点灯敬佛的做法，明帝就敕令正月十五在皇宫和寺院里点灯敬佛，令百姓们都挂灯。此后，这种佛教礼仪节日逐渐演变为民间盛大的节日，每逢元宵节，大街小巷张灯结彩，蔚然成风。无论是皇亲贵族还是平民百姓，在能工巧匠精心制成的独具匠心的花灯下，一边欣赏着光彩夺目的花灯，一边互诉着亲情、友情，在灯火的辉映中，乐此不疲，流连忘返。《素问·举痛论》中记载："喜则气和志达，荣卫通利"，就是说和悦、乐观的精神状态，有益于身体健康。在这样和谐喜悦的节日氛围里，有助于身心的健康。

元宵是元宵节必吃的食品，象征着阖家团圆、幸福如意。元宵又叫汤圆，在中国的北方叫元宵，南方叫汤圆，两种食物的做法和口感不太一样，但都是元宵节的必备之品。元宵，一般是将糖与玫瑰、山楂、芝麻、核桃仁、花生、青红丝等混合在一起，做成桂圆大小的圆团或者方块，然后用大柳条簸箩，放上干糯米面，把做好的糖块倒入簸箩里，一边洒水，一边滚，使馅上粘上越来越多的糯米粉，直至大小适中。汤圆则是将干糯米粉和成面团，擀成皮后，包上馅。也有的地方做汤圆不用馅，叫作"实心汤圆"。由于元宵属于高糖分、高热量的食品，所以往往在吃完元宵后，要喝元宵汤，民间认为这样可以促进消化吸收，即"原汤化原食"。"走桥摸钉"是元宵节的一项娱乐活动，古代有"走桥摸钉，祛百病"的说法。就是在正月十六的晚上，妇女们穿着葱白色的绫衫，手挽手、肩并肩地走在桥上、街上。

走在最前面的人举香开道，称为"辟人香"；其余妇女随后而行，称为"走百病"，她们走过城墙，认为可以将灾病、晦气抛于城外；她们走过桥梁，认为一走过桥，就将灾厄病痛留在了桥的那边，随桥下的流水而逝。由于中国古代妇女多居住在深闺，所以能够在元宵节结伴出游，也是放松身心的一种方法。

对于儿童们来说，元宵节的"跳百索"是最快乐的活动之一。"跳百索"就是跳绳，由于绳子上下翻飞，就像百条绳索在飞扬，所以称为"跳百索"。这项活动不仅可以增强心肺功能，还能提高手脚的配合能力，按摩足底的穴位，至今盛行不衰。

三　清明节

清明节是节气兼节日的一个民俗大节。民间多有祭祖扫墓和踏青植树的习俗。

每逢清明时节，人们纷纷前往郊外，祭奠祖先，还可以在春光明媚中，享受踏青郊游的乐趣。在祭扫祖先的坟墓时，要除去杂草、添培新土、供奉食物、烧纸焚香，以寄托哀思，缅怀已逝先人。在怀念先人恩情的同时，重点在于要继承和发扬孝道，子女们应该在父母在世的时候多多尽孝。古代的文人墨客多为这个节日挥毫泼墨，如唐代杜牧的"清明时节雨纷纷，路上行人欲断魂"，宋代苏轼的"十年生死两茫茫，不思量，自难忘，千里孤坟，无处话凄凉"，都表达了对逝去亲人的思念之情。

清明节时，正是万物复苏、欣欣向荣的时候。树枝冒出了新芽，虫鸣鸟叫，娇嫩的鲜花摇曳在春风中，一派生机盎然。人们在青青绿草的广阔天地中，踏青、赏柳、荡秋千、放风筝、踢毽子，不仅可以强身健体，还能调畅气机。《素问·四气调神大论》记载："春三月，此谓发陈，天地俱生，万物以荣。夜卧早起，广步于庭，被发缓形，以使志生。生而勿杀，予而勿夺，赏而勿罚。此春气之应，养生之道也。"就是讲，春天是万物焕发新生、欣欣向荣的季节，人们要顺应此时的气候变化，多在户外运动，调畅情志。

柳，是清明时节最有特色的植物之一。民间有谚语："清明不戴柳，红颜成皓首。"人人头上戴柳枝，家家门前插柳条，已成为清明时节的一大景象。民间认为戴柳有防虫、避毒的功效。现代医学已证实，柳树体内含有水杨苷，水杨苷具有解热和镇痛的作用，由于它水解后可产生水杨醇，容易被氧化而产生水杨酸。水杨酸是阿司匹林以及很多止痛药的主要成分，可降低糖尿病患者并发心脏病的风险。传说春秋战国时期名医扁鹊曾用柳叶熬膏治疗疔疮肿痛，三国时的"神医"华佗用柳枝治疗骨折。

此外，清明节有吃香椿的习俗。香椿是香椿树上的嫩芽，素有"树上青菜"之称。中医认为，香椿味苦性寒，有清热解毒、健脾理气的功效。春天，阳气开始上升，花草树木等各类生命也开始萌发，食用同样具有生发之气的食物，正与大自然的气机变化相合，体现了"天人相应"的思想。

四 端午节

中国农历五月初五是端午节，按照地支推算，五月是"午"月，午时为"阳辰"，所以端午也叫"端阳"。

五月还被称为"百毒月"，因为从五月开始天气转热，多雨潮湿，各种蚊虫开始增多，疫病也容易流行，这个时节就需要围绕驱邪防病开展一些民俗活动。

艾草、菖蒲、蒜被称为"端午三友"，其味苦性辛，苦能燥湿，辛能散结，可以起到驱邪防病的作用。其中，艾草是菊科多年生草本植物，味苦、辛，性温，入肝、脾、肾经。中医认为，艾草有温经止血、安胎、理气血、祛湿散寒的功效。菖蒲是天南星科多年生草本植物，味苦、辛，性微温，入心、肝、脾经，有豁痰开窍、化湿和胃、宁心益志的功效。艾草和菖蒲含有的芳香性挥发油较多，它们所产生的奇特芳香，可以驱蚊蝇、虫蚁，净化空气，所以在端午节，人们多爱把艾草和菖蒲插在门口，以达到芳香辟秽的作用，被喻为防疫驱邪的"灵草"。

菖蒲酒和雄黄酒也是端午节家中常备的饮品。雄黄，味辛、苦，性温，有解毒杀虫、燥湿祛痰的功效，常用于治疗痈疽疔疮、蛇虫咬伤、癫痫、疟疾等病。在古代，大人们在饮用雄黄酒的时候，还用酒沾上少许雄黄，在小孩子的额头上写一个"王"字，比喻猛虎，能镇百怪。或者将雄黄酒涂到小孩子的耳、鼻、手足等处，希望能够借此不让孩子受到蛇虫的伤害。人们还在打扫干净的房屋里，洒上雄黄酒或者雄黄水，来杀死毒虫或者防止毒虫的侵害。需要强调的是，雄黄辛热有毒，内服要慎重，不能多服久服，端午节所饮用的雄黄酒是经过特殊炮制的。

端午节的时令食品是粽子和五毒饼。粽子是由粽叶包裹糯米蒸制而成的一种食品。粽子早在东汉时期就已经出现，直到近代被作为端午节的时令食品，全国各地人们都喜爱食用，并因地域的不同，形成了不同的风味。在北方，粽子个头较大，多为斜四角形或者三角形，中间加上小枣或者豆沙做馅，甜味粽较多；在南方，粽子个头较小，中间用肉、火腿、蛋黄等做馅，咸味、甜味粽均有。做粽子用的粽叶，北方多用芦苇叶，南方多用竹叶或荷叶。这些叶子都有很好的药用价值，芦苇叶，味甘性寒，有清热辟秽、止血、解毒的功效；竹叶，味甘性寒，清热除烦、生津利尿；荷叶，味苦、涩，性平，有清热解暑、升阳、止血的功效。将粽叶用于制作粽子，不仅能够让粽叶所含的多种氨基酸等营养物质渗入糯米中，并且叶子本身具有的清香，让粽子清香淡雅、软糯滑腻。由于制作粽子的糯米黏性较大，容易影响脾胃气机的运行，馅料比较甜和油腻，所以在吃粽子的同时，还要配以绿茶、普洱茶、菊花茶等，以清解油腻，帮助消化吸收。

五毒饼就是玫瑰饼，根据《春明采风志》记载，五毒饼是用玫瑰花瓣做原料，先捣成玫瑰酱，再加上上好的白糖和蜂蜜在锅里熬稀，拌上松仁儿等果料，调成馅儿，做成酥皮饼，然后盖上鲜红的"五毒"（即蝎子、蜈蚣、蜘蛛、蛤蟆、蛇）形象的印子，就成了五毒饼了。吃了五毒饼，意味着将五毒虫吃掉，五毒虫就不能再来伤害人体了，表达了人们对防病强身、祈求健康的美好向往。

划龙舟，又叫赛龙舟，是端午节的传统习俗，也是一项很好的健身运动。相传赛龙舟是为了纪念春秋时期楚国的爱国诗人屈原。赛龙舟所用的船，或者在船身上画上龙的形象，或者将船做成龙的样子，船头上都安装上龙头，每艘龙舟还被涂上各种不同的颜色。比赛开始后，龙舟就像一支支离弦之箭，向终点冲去，两岸上，万众欢腾，锣鼓喧天，彩旗飘扬，非常精彩热闹。

五　中秋节

中秋节，是中国农历八月十五，是中国人最重视的节日之一。团圆，是中秋节的核心理念，体现了中国人重视家庭和睦、社会和谐，期盼天下太平的愿望，各种民俗也都围绕着团圆这一主题展开。

天上月圆，人间团圆。皓月当空，家人欢聚一堂，共赏明月，共品月饼，吃着各色瓜果，其乐融融。即使亲朋好友身居异处，不能团聚，但当望见天上的明月时，仍可以默默地思念对方，送上祝福，所以有"海上生明月，天涯共此时""但愿人长久，千里共婵娟"的诗句。家和万事兴，良好的家庭氛围有益于身心健康，中秋节和谐的家庭氛围在传统节日中是非常浓厚的。

在中国古代，"祭月"的礼仪是重要的祭祀活动之一。皇帝在月坛设坛祭祀月神，摆供的月宫符象、月饼、瓜果、鲜花都要严格按照规定摆放。后来民间也照例在家里摆供祭月，摆供的瓜果有柿子、苹果、枣、栗子等，寓意"事事平安""早早平安""利市"。祭月一般以家族为单位，祭月的主角必须是妇女，因为有"男不祭月，女不祭社"的说法，往往由家中的女长辈担任，拜时朝着月亮，上香叩首，最后全家的女子逐一按辈分行礼上香叩拜。随着时代的变迁，祭月已经转变为赏月，全家在皎洁的月光中，饮酒赋诗、泛舟湖面，共享团圆的乐趣。

月饼，是中秋节的必备食品，有着阖家团圆的寓意。月饼的外皮上往往会印上福、禄、寿、喜的字样，或者如意、玉兔、嫦娥等图案，表达了人们对美好生活的向往。亲朋好友之间互相赠送月饼，也是中秋节的民俗之一，这是中国人重视亲情友情的表现，也是人们之间沟通情感的需要。由于月饼象征着团圆、圆满，外皮上还印着吉祥的图案和字，表达了对亲友的美好祝愿。

中秋节，除了吃月饼，还要喝桂花茶。桂花性味辛温，有温肺化饮、散寒止痛的功效，由于桂花含有芳香油，所以有"桂花点茶，香生一室"的说法。桂花是熏制花茶的好材料，我国驰名中外的桂花龙井茶，就是用桂花熏制的。桂花龙井茶香味浓郁，茶色清爽，深受人们的喜爱。

关于中秋节的传说，最美丽动人的无疑是嫦娥奔月。《淮南子》中记载，嫦娥是因为偷吃了后羿的不死药后飞到了月宫。后来演绎成后羿的恶徒逢蒙想偷吃后羿的不死药，嫦娥为了保护仙药，自己吞了下去，最后飞到月亮上成了月亮仙子。后羿为了纪念妻子，在香案上放上嫦娥最爱吃的蜜食鲜果，遥祭在月宫中的嫦娥。百姓们也效法后羿祭月，祈求嫦娥吉祥平安。民间演绎的嫦娥形象与月亮纯洁、静谧的美好形象相符合。

六　重阳节

重阳节，即中国农历九月初九，在《周易》中"以阳爻为九"，一三五七九代表阳数，两九相重，即是"重阳节"。重阳节有登高、赏菊、插茱萸、吃重阳糕等习俗。

重阳节登高的习俗历史悠久，相传在东汉时期，汝南人桓景跟随费长房游学数年，有一天，费长房对桓景说："九月九日，汝家当有灾。宜急去，令家人各做绛囊，盛茱萸，以系臂，登高饮菊花酒，此祸可除。"桓景听从费长房的建议，全家在九月九日这天登山，晚上回家时发现家中鸡犬牛羊都已经暴死，他们躲过了一场灭顶之灾，于是悟到了登高可以避灾。费长房听后说："此可以代也。"后世就流传了重阳节登高的习俗。时至今日，登高可以强健筋骨、畅达情志、增强心肺功能，山林中空气清新、负氧离子含量大，能使人心旷神怡、延年益寿。

登高的时候，还要插茱萸。茱萸，又叫"避邪翁"，即辟邪祛灾的意思。其性味辛热，有散寒温中、解郁的功效，果实有特殊的芳香气味。人们将茱萸的枝叶插在身上，或者将茱萸的枝叶果实研碎装在香袋中，认为其浓烈的香味可以驱恶避邪。脍炙人口的诗句"独在异乡为异客，每逢佳节倍思亲，遥知兄弟登高处，遍插茱萸少一人"，描写的就是重阳节时，对亲人的思念，以及插茱萸的风俗。

金秋九月，正是菊花盛开的季节。菊花品种繁多、千姿百态，多地都有赏菊的习俗。菊，是花中四君子之一，因为盛开在天气转冷，开始有霜冻的秋季，自古被文人墨客赋予了凌霜而行、不畏权贵的人格意味。赏菊，不仅欣赏菊花的五彩缤纷、花姿俊美，更重要的是欣赏菊花傲霜斗风独自开的精神，与世无争的怡然自得。

菊花有疏风清热、平肝明目、解毒消肿的功效，还有"不老草"的美名。菊花酒的药用价值很高，具有清肝明目、疏风解热、防病除疫等养生功效。明代著名戏曲作家、养生学家高濂在《遵生八笺》中记述菊花酒的酿制方法是："菊花酒，十月采甘菊花，去蒂，只取花二斤，择净入醅（尚未定型的酒）内搅匀。次早榨，则味香清冽。"陶渊明"采菊东篱下"，用菊花来泡酒，谓"酒能祛百病，菊能制颓龄"；屈原"夕餐秋菊之落英"，用菊花来疏肝解郁，以平满腔不得志的肝火。

重阳节又叫"女儿节"，这一天娘家请女儿回家，吃花糕。花糕是用江米、小米、枣等蒸制而成，上面插有五色小旗，称为"花糕"。花糕又叫重阳糕，因"糕"与"高"谐音，重阳节吃糕，有登高、步步高升的含义，表达了人们的美好愿望。

重阳节又叫"敬老节"，体现了中华民族尊老敬老的优秀传统。重阳节是九月初九，"九九"与"久久"谐音，取长寿长久之意。登高、插茱萸、品菊花酒等风俗，最终都是为了防病祛疫、强身健体、舒畅身心，希望能长寿延年，生活长久幸福。尊老敬老也是家庭和睦、社会和谐的基础。

七 冬至

冬至，即"冬月长至"，在阳历12月23日左右。北半球这一天白昼最短、夜晚最长。《素问·脉要精微论》说："冬至四十五日，阳气微上，阴气微下。"意思是说，从这一天以后到立春的45天中，阳气渐升，阴气渐降，白昼渐渐变长，夜晚渐渐变短。所以冬至以后养护阳气很重要。古代有一种功法要求冬至晚上子时不睡觉，要坐着练功，开始养护阳气。中医认为冬天主闭藏，这个时段要早睡晚起，养护肾脏，做好防寒保暖。

在古代，冬至是个重大的节日，甚至有"冬至大于年"的说法。冬至的主要活动是祭天、绘制九九消寒图，亲朋好友互相拜贺、馈赠食品等。

"九九消寒图"中，"九九"是指从冬至开始，到春分，每九天为一"九"，经历"九九"八十一天，才能够冬尽春来，因此人们要在冬至这天绘制"九九消寒图"，又称为"数九"。民间还有"冬至到，数九始"的说法。九九消寒图一般有文字、圆圈、梅花三种记录形式。文字形式，是将九个九画的字，连成一句，写成双钩空白字，从冬至那天起每天填写一笔，直到九九八十一笔全部填完。这九个字有"庭前垂柳珍重待春风""春前庭柏风送香盈室""雁南飞柳芽茂便是春"等，都必须是繁体字。圆圈形式，是将纸分成九格，每格里画上九个圆圈，每天填涂一个圆圈，填充的方法根据天气决定，规则通常是：上涂阴下涂晴，左风右雨雪当中。填涂完的一幅九九消寒图，还是一个生动的天气变化统计图。梅花形式，是画梅染瓣法。就是从冬至这天起，画一枝素梅，枝上画梅花九朵，每朵梅花九个花瓣，共八十一瓣，每天用颜料染完一个花瓣，九个花瓣染完，就过了一个九，九朵梅花染完，就"出九"了，迎来春暖花开的时节。在民间广泛流传的九九歌比较简便上口，有"一九二九不出手，三九四九冰上走，五九六九沿河看柳，七九河开，八九雁来，九九加一九，耕牛遍地走"，还有"一九二九，相逢不出手；三九四九，围炉饮酒；五九六九，访亲探友；七九八九，沿河看柳"。

在饮食上，也要以顾护阳气为主。在北方以吃饺子为主，南方则以吃汤圆、馄饨、喝酿酒为主。

冬至在中医养生学上也是一个很重要的节气。在冬至前后几天中，可以通过用艾条灸神阙穴的方法来温补阳气、温通经络、调和气血。人只有体内阳气充足，才能祛病延年，所以有"冬至阴极一阳生，艾灸神阙正当时，莫负一年好光景，确保来年一身轻"的说法。

八　腊八

腊八节，即农历十二月初八。腊八节源于上古时代的蜡祭。在商代，人们每年举行春、夏、秋、冬四次大祀，祭祀祖先和天地神灵。其中冬祀规模最大、最隆重，称为"蜡祭"。后来"蜡祭"初步演变为祭祀祖宗为主，成为民间的风俗节日。

佛教传入中国后，有了十二月初八是佛祖释迦牟尼佛成道日的传说。根据佛经记载，释迦牟尼佛在出家前是古印度迦毗罗卫国的太子，因看到百姓生、老、病、死的痛苦，为了寻求人生的真谛和生死解脱，辞亲割爱出家修行。历经了六年的苦行后，认识到苦行不是通向解脱的正确道路，决定放弃苦行，食用了一位牧女供养的乳糜（即牛乳和水熬成的粥），恢复了体力。他在菩提树下静坐沉思，经过七天七夜，到了十二月初八这天，洞悉了宇宙人生的真谛，这天被称为"佛成道日"。每逢这天，各大寺院会举办浴佛节，将五谷杂粮加上红枣、核桃仁、花生、杏仁等，熬成粥，馈赠给民众。《黄帝内经》记载"五谷为养"，《本草纲目》中记载："每晨起，食粥一大碗。空腹胃虚，谷气便作，所补不细。又极柔腻，与肠胃相得，最为饮食之良。"粥能够强健脾胃、促进消化吸收、除饥消渴，是滋补身体的佳品，又称为"福寿粥""福德粥"。清代帝王十分重视腊八节喝腊八粥，每逢腊八，都会让雍和宫用大锅熬腊八粥供佛，并馈赠给参加盛会的民众。《燕京岁时记》记载："雍和宫喇嘛于初八日夜内熬粥供佛，特派大臣监视，以昭诚敬。其粥锅之大，可容数石米。"可见宫廷对腊八粥的重视程度。普通百姓之间也会互相赠送自家熬制的腊八粥，以增进彼此的情感。

腊八蒜是腊八节的时令食品。老舍《北京的春节》一文里说：

"腊八这天还要泡腊八蒜。把蒜瓣放进醋里，封起来，为过年吃饺子用。到年底，蒜泡得色如翡翠，醋也有了些辣味，色味双美，使人忍不住要多吃几个饺子。"从腊八开始，人们就开始为春节忙碌了，腊八蒜、腊八醋都是春节吃饺子的必备佐料。腊八蒜酸甜可口，既有蒜香又不辣，有解腻祛腥、助消化的作用，腊八醋中融入了蒜香，增强了消食行气的功效。

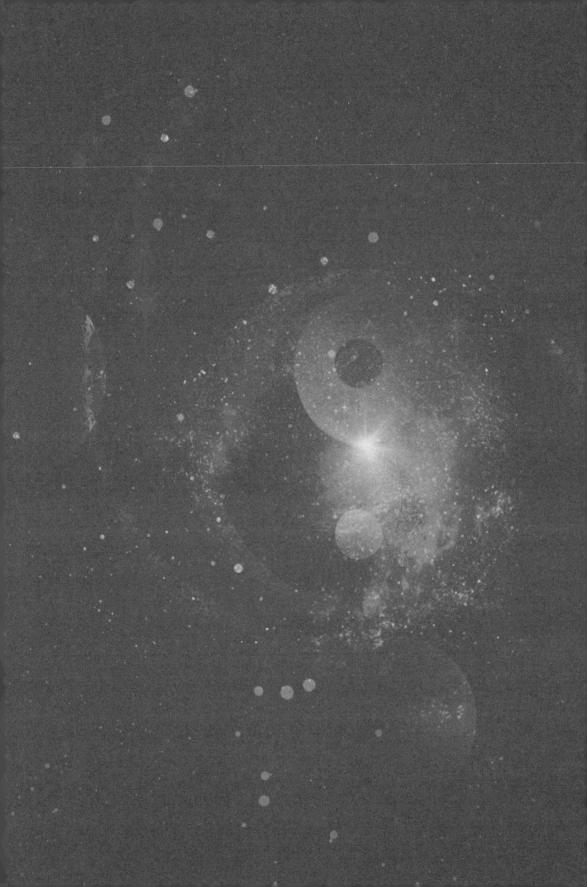

第六章

中医与儒家文化

距今2 500多年前的春秋时期，孔子把周朝贵族教子的文献进行修订整理并奉为经典，远宗尧舜治国之道，近守周朝典章法度，上效法天时自然的运转规律，下因袭水土万物化育的道理，宣扬孝悌，倡导仁义，形成了以道德教化来实现济世治国理想的学术流派——儒家。中医在生命观、价值观、道德观上都有深刻的儒家思想烙印。儒以医济世，不知医不足以为孝子，用医展现孝亲之道；医以儒为基石，要先知儒理，然后再学医理。这便形成了医中有儒、儒中有医的现象。

一 孔孟生命观

（一）孔子：以人为本，仁者爱人

孔子应该是世界上知名度最高的中国人之一了，他是儒家学派的创始人。孔子的核心理论就是"仁"，仁者，就是有仁爱精神的君子，这种仁爱精神是从家族关系逐步向人类社会展开的。一个人首先要以孝悌为本，孝指孝敬父母，悌指敬爱兄长、尊敬长辈。孝悌是仁者的根本品德。

1. 防疾尽孝，敬顺父母

孝顺父母来自于对父母赐予我们生命的感恩与尊重，认为人的身体发肤都是父母给我们的，不可以轻易毁坏和伤害，所以生命至上才是孝的应有之意。

孟武伯生于世禄之家，凡骄奢淫逸、声色犬马都是切身之疾。有一次他向孔子请教什么是孝，孔子就对他说"父母最担忧的是孩子生病"，意思是说，父母爱子之心无所不至，唯恐孩子生病，常为此担忧。后来的孟子也说过，孝子要以守护好身体为头等大事。好好爱惜自己的身体就是对父母最大的孝顺。为人子要知道父母在担心什么，举手投足，一言一行都不能忘父母之心，这样就会谨慎地养护好自己的身体，不至于伤害身体而变生疾病，让父母担忧。

父母所忧不仅是子女在饥寒劳役方面所导致的身体上的疾病，凡是不能促进道德修养、建功立业，或是远离正道、亲近邪恶、疏忽于检省自己、言语行为不端等，都是疾病。只有这些方面都能谨慎守护自身，才能让父母的心得到安慰，这才能称得上是孝子。

另一方面，作为孝子同样要关心父母的健康，所以要知医知药，才能在父母有疾病的时候知道怎样择医选药，做到子女应尽的孝道。

2. 生命为本，以义为上

孔子待人、教育弟子是把生命放在第一位的。有一天，孔子退朝回家，得知家里的马厩失火了，孔子的第一反应是问"伤到人了吗？"孔子对医药也是很谨慎的，曾有人赠送药物给孔子，孔子拜谢说："我还不了解这个药性，所以不敢品尝。"

曾参是孔子非常器重的弟子之一。有一天，曾参跟随父亲曾晳一起在瓜田里劳作，不小心把瓜苗的根给斩断了，曾晳心里一怒，举起手中的锄杖就向曾参后背打去，曾参知道自己做错了事惹父亲生气，也不躲避，结果一下子被打得昏倒在地，过了好一会儿，他苏醒过来，为了让父亲心安，他像没事儿一样爬起来，走到父亲身前说：

"曾参刚刚做错了事，惹父亲大人生气了，还劳您用力教育我，不知您身体有没有大碍啊？"问候完父亲，他怕父亲担心自己身体受伤，就回到房间，弹琴唱歌，为的是让父亲曾皙听到，知道自己身体安康无恙。孔子听说这件事后非常生气，告诉其他学生们，如果曾参来了别让他进来见自己。曾参觉得自己没做错什么，老师为什么会如此生气呢？就请同学去请教孔子。孔子说，你们没听说过吗？过去有一位失明的老人叫瞽叟，他有一个儿子叫舜，舜侍奉这位父亲的做法是，当父亲需要舜的时候，舜总能侍奉在父亲身边，当父亲听信谗言，想要杀舜的时候，舜总是及时躲避隐藏起来，从来没有让瞽叟找到自己。父亲打他，如果用小木棍，他觉得能耐受就挺着，如果是用大棒子，他就赶紧逃走，结果没有让瞽叟犯下为父不慈的罪过，舜也不失孝子的本分。现在曾参侍奉父亲，却不知爱惜自己的生命去承受父亲的暴怒，宁死不避，若真有个三长两短，不是陷父亲于不义吗？哪有比这更不孝的呢？曾参听了孔子的话恍然大悟，知道自己不爱惜生命，于父于己都犯下了大错，马上登门向孔子拜谢并改过。

（二）孟子：存心养性，正气浩然

在孔子去世后的107年，儒家又一位圣人孟子诞生了，在比孔子时期更加动荡、诸侯争霸、开疆拓土、残酷攻杀、民不聊生的时代，孟子肩负起传承孔子仁孝思想的使命，并把对生命的尊重上升至仁政爱民的高度。孟子向统治者推行王道，认为仁人无敌于天下，用至仁攻伐至不仁，兵不血刃就能取得胜利，哪里需要牺牲这么多百姓的生命呢？孟子明确提出了"养生"的概念，认为让百姓身有所安、命有所养，是王道的开端。君王以民生为养，百姓也要自养其身。

1. 养生重在养心

孟子说，人对于身体，固然哪一部分都爱，都爱就都要保养。没有一尺一寸的肌肤是不爱的，也就没有一尺一寸的肌肤不要养护。那么考察他养护得好与不好，看什么呢？就是看一看他怎样权衡身体部位的重要性，看他更看重的是身体的哪一部分。

孟子认为，人身有贵贱，有大小，不要因为小的部分损害了大的部分，不要因为次要部分而损害重要的部分。比如有一个园艺师，他舍弃梧桐、梓树这样的上等木材不养，去养小枣、荆棘，那他就是很差的园艺师。现在有个人，他无名指伸不直，虽然并不妨碍做事，也没有疾病那样痛苦，但是如果有人说能够使它伸直，即使是需要到其他国家，他都不嫌远，因为他很厌恶自己的无名指不如别人的直。但是他心性不如别人，却不知道厌恶，这就是不知轻重。那些只知道讲究吃喝的人，人们都轻视他，因为他养了小而失了大。

有一天，孟子的学生公都子问孟子说，同样是人，有人是君子，有人是小人，为什么呢？孟子说，注重满足身体重要器官需要的人就是君子，注重满足身体次要器官需要的人则是小人。公都子又问，为什么人们的追求点会不一样呢？孟子说，人体器官的能力大小主要看它管什么。耳目这些器官管听和看，不会思考，所以容易被外物蒙蔽，一与外物接触就很容易被吸引走了。心这个器官主管思考，遇到外物时，善于思考就能求得事物的真谛而不被蒙蔽。这些器官都是老天赐予我们人类的，而心的功能更重要，因而为大。孟子说：如果先把心志树立起来，凡事无所不思，那么耳目之欲就不会把心志夺走了。这样的人就是"大人"，就是君子。

看来孟子很重视心志的修养。孟子认为，万事都要有个根本，而身体的根本是心。所以养生首先要养心。

2. 怎样养心

养心首先要"不动心"，处理好心志和血气的关系。孟子指出，志是心所指的方向，是气的统帅，气是人体充满的物质，是心志的士卒。心志专一，就会统率气血归元会聚，勇气倍增，心动则气随之而动。中医理论认为，志是精神的，气是生理的，《黄帝内经》中说"心动则五脏六腑皆摇"。比如心中恐惧气就陷下而遗尿，心中愤怒则气会上冲而面红耳赤。所以一个人想要有无所畏惧、坚定不移的勇气，要让心志坚定不动摇。

"不动心"之后才进入修养的第二境界——养心。孟子说"养心莫善于寡欲"，如果一个人欲望不多，纵使善心有所丧失也不会失太多；如果一个人欲望很多，即使还有善心，也已经很少了。但是寡欲之养还是难以抵抗环境的影响，比如楚国大夫要让他的孩子学习齐国语言，请了一个齐国老师教他，但是孩子身居楚国，身边人整天说楚语，即使你整天鞭打他，他也学不好齐语。然而如果把孩子带到齐国，你不让他说齐语都不可能了。

可见本善之心靠养还是被动的，外在环境的影响是很难避免的。这就要时时省察自己的心是否被欲望牵制。解决这个问题就要进入修养第三境界——扩充本心。这个需要扩充的心是指人生来固有的本心，包括恻隐之心、羞恶之心、是非之心、恭敬之心，也就是仁、义、礼、智之善行的开端，人人有"仁、义、礼、智"四心，就像身体有四肢一样，这不是外在后天塑造的，是人生来就有的，只是人们没有用心去思考探求罢了。

四心是可以扩充的，关键是先要存养本心，以防止本心被放弃丢失，因而修养的最高的境界是童心未泯的人。君子所以与常人不同，就在于他们存有天真纯一的童心，存有童心，就懂得了人的本心，存心养性才是我们对待天命的方法，这不会受到短命或者长寿的影响，只是修养身心，等待天命，这才是安心立命的根本方法。

3. 善养浩然正气

孟子认为，志为气之帅，心志到哪里，气就到哪里，心志决定了血气的运行，同时血气的运行也会影响心志，所以孟子说，要心志与血气兼顾，既要养志，也不能妄用血气，比如跌倒或者快跑时，气血专注在身体的运动上，心志就不能平静下来思考，注意力自然迁移到运动上来。过度劳累会使身体极度困乏，严重腹泻耗气，则身体酸软无力，在血气耗伤过用的情况下，即使意志坚定，也会失去力量。因此孟子提出要懂得养人体的浩然之气。

什么是浩然之气呢？孟子认为这很难说清楚。这种气最伟大、最刚健，用正义去培养它，不要伤害它，它就可以充满天地之间。养护这种气的关键在于与仁义和道德相配合，否则，就会像饥饿体乏时气不充体，也就没有力气去有所作为了。浩然之气是正义不断蓄积而生成的，所做所为皆符合道义，并常常反省，保持正道，内心没有什么可羞愧的地方，浩然之气就自然从胸中产生，使他的行为勇敢果决，无所畏惧。而当所作所为不合道义，自问不够正直，则信心就会不足，气就不能充满身体，做起事情来难免怀疑、顾虑、担心、害怕，就不会有所作为了。

孟子所言的浩然之气是道义与血气的统一，这正是儒家养生的重点，中医认为，"正气存内，邪不可干"，浩然之气就是一身正气，它不仅可养身体血气，更是一种精神品格，伟大刚健，能抵挡外在诱惑，做到穷困时不失掉义，通达时不背离道，使浩然之气充满天地之间，实现穷困时独自完善自身的修养，通达时除了完善自身修养，还要兼顾到给天下人带来好处的君子理想。

二 儒医人物

"不知医不足以为孝子"的思想肇端于孔子，在中医经典《黄帝内经》《伤寒论》中有所继承，发展确立于北宋。宋代政府将医学教育纳入国家教育体系，鼓励儒者学医，形成了读书人亦儒亦医的社会风潮，正如清代地理学家徐松在《宋会要辑稿》中记载，政和七年（1117），朝廷兴建医学，教育培养各类人才，让学习儒术的人精通《黄帝内经》，明白诊疗理论，用于治疗疾病的实践，这样的人才就叫作儒医。可见到1117年，儒医的称谓就开始明确了，形成了"儒能通医，医能述儒"的局面。

（一）坐堂济民张仲景

张仲景是汉代著名医家，被誉为"医圣"。东汉末年，战争和疾病给人民带来深重的苦难，张仲景的家族在不到十年的时间内竟有一百四十余人死亡，其中死于伤寒病的就占十分之七。有鉴于此，张仲景立志钻研医学，勤求古训，博采众方，在《黄帝内经》理论的指导下，结合多年临床实践，终于写出了伟大的医学经典著作《伤寒杂病论》。

张仲景在《伤寒杂病论》序中抨击世人追求名利是崇尚装饰细枝末节而忽视生命的根本的行为，这样的人出仕为官不能爱护百姓、知人善任，退隐不能爱养自己的身体，没有自知之明。医学是最能体现人道的事业，是性命攸关的事业，很多人轻视医业，而追逐名利地位，张仲景感叹天下的人这样执迷不悟，是不珍惜生命的轻生行为。如果自己身体不健康、性命都不能保，要名利又有什么用呢？所以张仲景呼吁大家，要学习医学，研究方药医术，忽略自己的身体健康去追求名利地位，是非常危险的。

相传张仲景任长沙太守的时候，疫疠流行，张仲景体恤百姓疾苦，每逢初一、十五便打开衙门，在办公的大堂上为百姓诊病。此后张仲景"坐堂行医"便传为佳话。后人纷纷效仿，把药店、诊所起名为"某某堂"，全国知名的百年老店就有北京的"同仁堂"，杭州的"胡庆余堂"，天津的"达仁堂"等。现代中医药行业依然保持了这个传统，所以在药店行医就叫"坐堂医"，医生出诊也就有了坐堂的名称了。

（二）儒门事亲张从正

张从正（1156—1228）是金元时期著名的四大医家之一，是攻邪派医家的代表。他在思想上深受宋代儒学思想影响，以儒者自居，著有《儒门事亲》。他认为医学的理论和实践，只有儒者才能明辨，儒者侍奉父母不可以不懂医，因而医学自然就是儒者应该学习的。

这种儒门以医事亲的思想源于北宋理学思想家程颢、程颐兄弟提出的"知医为孝"论。二程将医道与孝道并称，在医理上造诣颇深。程颢认为父母卧病在床，如果交由庸医来治疗，就是不孝；自己有病，不明医理而任由庸医误治伤身，就是不义。程颐也认为孝子必须了解遣医用药的道理，会辨别病是如何得的，明白药该如何使用，这样才是可以任用医生的人。到了南宋，理学家更是把"孝道"奉为天理，因而医家无不以孝论医。

张从正生活的时代，社会上嗜补之风盛行，庸医治病不问虚实，滥用补药，取悦病家，病家却不自知而导致邪气滞留体内，危害更大。张从正以汗、吐、下三法攻其邪气，认为邪留则正伤，邪去则正安，纠正庸医误补带来的危害，并揭露了庸医"与其违背病者喜欢进补的心意而不被用，还不如顺着患者的心意给他进补还能从中获利"的不良风气。他行医各地奔波，救死扶伤，多有神效，深受人民敬仰爱戴。

在金宣宗兴定年间（1217—1221），六十多岁的张从正曾一度被朝廷召入太医院，由于当时兵荒马乱，疫病流行，他看不惯医生在官吏面前阿谀逢迎的丑态，不久便辞归故里，一面与徒弟们探求医理，一面悬壶济世，为民众治病。张从正平日所著医论和病案经当时的文人好友润色后，整理编辑成《儒门事亲》。晚年的张从正不满金朝统治，便隐居民间，过着优雅闲适的生活。

（三）援儒入医朱丹溪

朱丹溪（1281—1358）是我国元代著名医学家，本名朱震亨，因家乡有条美丽的小河叫丹溪，所以后人尊称他为朱丹溪。他在我国医学史上开创以滋阴为宗旨的丹溪学派，被后世列为金元四大家之一。

朱丹溪祖辈父辈都以孝闻名乡里，他自幼好学，日记千言，长大后就跟随乡里的先生学习儒家经典，准备参加科举考试。在他30岁那年，母亲患病，无人能医，因此他立志学医，历时5年时间研习了《黄帝内经》等医书，治好了母亲的病。后来他听说有一位著名的理学家许文懿，在邻县讲授南宋大儒朱熹的儒家著作，便前往拜师学习儒学。他感到朱熹关于道德性命的学说宏大深邃，精粹缜密，便专门潜心研究，学业大进，成为东南地区著名的大儒。

一天，文懿先生对他说："我卧病在床已经很久了，不是非常精通医学的人是治不好我的病啊。你聪明异常，能不能钻研于医学呢？"朱丹溪因为母亲生病曾学过医，又听老师这样一说，就爽快地回答说："读书人如果能精通一项技艺，能够用来推广及于他人的仁爱，虽然没有出来做官，但是和做官造福一方百姓是一样的。"于是，已经40岁的朱丹溪放弃科举做官的理想，专心致志医学。

　　在朱丹溪45岁的时候拜当时的名医罗知悌为师，罗知悌非常喜欢博闻好学的朱丹溪，把各家医学思想都毫无保留地传授给朱丹溪。朱丹溪不仅把老师几十年无人能医的顽疾治好了，还对各家学说取长补短，又加入了儒家太极思想。

　　他认为《黄帝内经》所说的"火"，与太极动而生阳、五行属性相互作用化生万物的道理是一致的；《黄帝内经》所说的人体精血阴气易于损耗，则又和儒家经典《礼记》倡导的养阴意义是相同的，他把儒学理论和医学实践结合起来，提出了"相火"及"阳有余阴不足"两大学说。朱丹溪遇病施治，不拘泥于古方，所治皆中。对各家医方的论著也无所不通，还在治疗中用儒家保养精神的道理开启患者的心志。朱丹溪为人正直，刚毅严谨，以儒家君子之道孝亲交友，体谅患者疾苦，有求必应，刻不容缓，仁心仁术远近闻名，给后世医家带来深远影响。

三 儒医观点

（一）医乃仁术

古人并不把医学当作求生的职业或者发财致富的手段，而是用医学来实现自己济世救人的理想，明代医家李时珍因医术高明被推荐到太医院掌管医疗事务，但是他对功名利禄并不感兴趣，不到一年就托病回家了，他在中草药巨著《本草纲目》时写道："医之为道，若子用之以卫生，而推之以济世，故称仁术。"意思是说，医学的道理，可以用来护卫生命，还可以推广应用医术来济世救人，所以称之为仁术。仁是一个人内在的思想，而表现出来的行为或者方法，就是仁术。

明代儒医薛立斋对所医患者病原、脉候、方药均认真辑录，研究医书常常蓬头执卷，残编断简，皮壳脱落，点校注释，用心良苦。他从不怕自己的医术被人学走，而是把他一生的内外妇儿临证经验、理法方药、使用心得均著书出版，公布天下，望人人都成名医，让百姓都受益而健康长寿。有人称赞他说："君子不忘父母，不自私自利。不忘父母就是孝，不自私自利就是仁，有孝心就有仁德，有仁德就有公心，有公心就会为普天下着想，薛立斋编著医书，是真正君子的用心，我们的儒者设身处地为他人着想来追求仁德，他要让天下百姓都能健康长寿啊。"

明代末年，中医传染病学开创者吴有性认识到当时瘟疫流行却少有方论借鉴，起病之初常被误以伤寒论治，看到医者彷徨无措，病者日近危笃，他把自己所得对瘟疫的病因、传播途径、损伤部位、传变规律、证候治法等平日所用历验方法，均一一详述，著成《瘟疫论》刊布天下，他赞扬张仲景著《伤寒论》的用心，并说："仲景以伤寒为急病，仓卒失治，多致伤生，因立论以济天下后世，用心可谓仁矣。"明代新安医学奠基人汪机也是经常免费医治，倾囊施药，救人无数。他还全力汇集整理前人医书，刊刻传世。有些人把自己手里的医书当作密典，不轻易给人看，他听说后，就备重金财物，不管多远都要亲去拜访，并抄录而归，进行补正缺讹后刊刻成书。他在所著的《推求师意》序中说："医乃仁术也，笔之于书，欲天下同归于仁也。今若刻布以广其传，则天下病者有所益，而天下医者有所补，其仁惠及于天下大矣！"

（二）仁以医显，知医为孝

孔子提倡的孝道仁爱思想饱含了生命至上的人道主义精神，仁的内涵是从对自己生命的珍重，到对父母的孝顺，对兄长的尊敬，推而广之，实现"泛爱众"的社会理想，所以"仁"包含了爱自己的生命，爱父母师长，爱万民大众，这也是中医的价值追求。中医经典《黄帝内经》中说："上以治民，下以治身，使百姓无病，上下和亲，德泽下流，子孙无忧，传于后世，无有终时"，可见学中医从大的方面说可以治疗民众的疾病，从小的方面说可以保养自己的身体，使百姓不为疾病所困，上下和谐亲善，造福后人，让子孙不为疾病担忧，并让这些经验代代相传，永不停息。东汉医圣张仲景在《伤寒论》序中批评现在世上的人们："不留神医药，精究方术，上以疗君亲之疾，下以救贫贱之厄，中以保身长全，以养其生"，这是告诫人们，不在医药上用心，好好研究医方医术，这怎么能上疗君王和父母的疾病，下救贫苦百姓的困厄，对自己可以保全身体得以长寿呢？如果一个人不懂医，也就不懂如何爱惜自己的生命，更不能真正地爱父母，爱他人的生命，当遭遇疾病凶险的时候，愚昧无知，怎么尽孝道呢？

不知医不足以称至仁，不知仁不可以为大医。医学的道理是非常博大精深的，医生有解救患者疾苦的重任，没有仁爱精神的人怎么担负起百姓以生命相托付的信任呢？医学的任务就在于让天下万民都能达到应有的寿命，让病弱的人都能获得安康。《汉书》中说："医乃生生之具"，意思是医学就是让生命得以良好生存而生生不息的工具。尊重生命、爱护生命、救死扶伤等思想，是中医仁爱济世、借医显仁永恒的主题。

（三）不为良相，则为良医

"不为良相，则为良医"是指有志者，如果不能成为良相治理国家，造福百姓，就要成为良医，济世救人，保万民安康。事实上，这种思想由来已久，但明确提出此观点的人是北宋著名的政治家、思想家和文学家范仲淹。

范仲淹是儒家理学派的先驱，他在《岳阳楼记》中所写的"先天下之忧而忧，后天下之乐而乐"是家喻户晓的名言，堪称中国仕人实现社会价值的人生宣言。

他深受孟子"与民同乐"思想的影响。有一次齐宣王在他的别墅雪宫召见孟子，齐宣王说："有道德的贤人也有这种快乐吗？"孟子回答说："有啊。如果他们得不到这样的快乐就说国君不好，这种做法是不对的；但是作为万民之上的国君，却不与民同乐，也是不对的。如果一个人以百姓的快乐为乐，百姓也会以他的快乐为乐；以百姓的忧愁为忧，百姓也会以他的忧愁为忧。和天下人同乐，和天下人同忧，却不能使天下归服于他的情况，还没有过呢。"

据文献记载，范仲淹还没有出仕的时候就说：大丈夫志学的目的，固然希望遇到圣明贤良的君主，得以施行仁道。想到天下匹夫匹妇有不能得到其恩泽的人，就像是自己把他们推到深渊之中一样。能恩及天下苍生的当然只有宰相能做得到，如果不能当上宰相，能践行救人济世之心的事，没有能比得上良医的了。

范仲淹把良相与良医都看作是"大丈夫"之学，因为良医和良相都具有孟子所说的济天下苍生的"大丈夫"精神，唐代孙思邈在《大医习业》中说："若不读五经，不知有仁义之道。"宋代将医学教育纳入最高学府国子监，明确规定了在儒学基础之上来培养大医，可以看到中国读书人"不为良相，则为良医"的悠久历史传统。

（四）仁者寿，知者乐

现在人讲长寿，喜欢从基因上找根源，儒家则认为，一个人的寿命长短不是天注定的，是自己的行为决定的。孔子主张养德，认为财富的积累只可以装饰你的房屋，而德性的增长才可以滋润你的身体，心胸开阔坦荡，面貌就会安泰祥和。身心愉悦安泰，这是健康长寿的根本。所以儒家从道德的角度来养生。

儒家认为天下通行不变的道德是智、仁、勇三种品质。孔子认为，如果你爱好学习，智慧才能增长，就可以接近智者；学到了智慧还要尽心竭力地去实践，在做事的过程中去体会人与天地万物、人与人之间的大爱，这就接近仁者了；知道廉耻，就会明辨是非善恶，就会意志坚定，勇往直前，无所畏惧，而接近勇者。有智慧的人不会疑惑，有仁德的人没有忧愁，勇敢的人没有恐惧，智、仁、勇这三种内在的仁德可以让人精神安泰，情志平和，积极乐观，也就是中医所谓的"正气存内，邪不可干""精神内守，病安从来"。所以汉代学者董仲舒说，仁者多有长寿的原因是外无贪婪则内心清静，心态平和就不会偏离生命的中心。

舜是中国历史上最著名的智者，也是最懂得孝顺的仁者，在生产力还很低下的上古社会，他也是一位长寿者。孔子在《中庸》中称赞舜帝说："舜其大孝也与！德为圣人，尊为天子，富有四海之内。宗庙飨之，子孙保之。故大德必得其位，必得其禄，必得其名，必得其寿。"

圣人都是智仁双全的有德者。智慧能让人深谙事理，思维敏捷，性情欢乐喜悦像水一样流动不息。仁德可以让人安于义理，宽厚仁慈，性情宁静稳重像山一样巍然挺立。有智慧才能体悟仁德，有仁德则更具智慧，智慧与仁德就像一对相生相伴的阴阳一样。智慧主动，仁德主静，圣人动则充满智慧，静则宽厚仁慈，这就是孔子所说的"知者乐水，仁者乐山；知者动，仁者静；知者乐，仁者寿"。

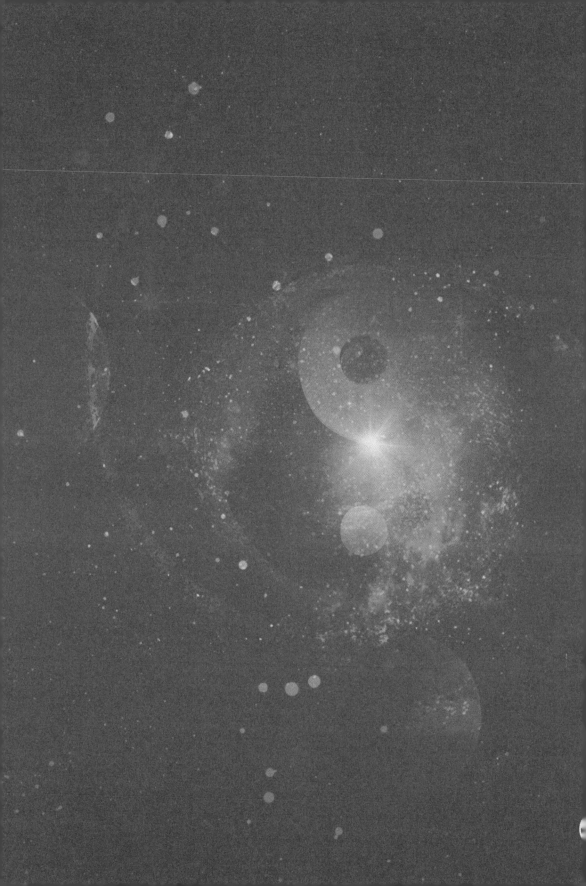

第七章

中医与道家文化

道家文化源远流长，影响深远。广义来看，包括先秦老庄、黄老道学与后世道教。中医学作为传统文化的核心，与道家文化有着密不可分的联系。先秦老庄提倡道法自然，治之于未乱，少私寡欲，形神合一，不仅推动了中医学整体观念的构建、治疗法则的确立，也是中医学治未病思想的直接来源。两汉道家以黄老道学的形象示人，直接体现出医道的结合。之后出现的道教，更是将医药作为其修道成仙的工具，出现了道医这支庞大的群体。他们修己济世，成果显著，并提出了许多独到的养生观念与方术，至今仍有不可忽视的价值。本章所述道家均指广义而言，包括先秦老庄与后世道教。

一　老庄养生

　　老庄的养生观是一种自然之道的养生观，是顺应自然、适性重生的生命观。重生贵无是他们的重要思想。老子体悟自然无为，庄子追求达生忘我；老子倡导抟气致柔，庄子提出抱神以静。这样的生命境界，实为养生之终极关怀。老庄的养生哲学后来成为中国道家养生的源头与核心思想，并对后世中医学、养生学的发展产生了深远影响。

（一）老子：自然无为，抟气致柔

　　老子名叫李耳，又称为李聃，曾做过周王朝管理藏书的史官。相传他看到周朝国势逐渐衰微，便西出函谷关，不知所踪。离开函谷关时，应把守关隘的官员尹喜之请，留下了五千字的著作。有传言说他活了一百六十多岁，甚至还有人说他活了二百多岁。后人尊称他为

"老子"，他留下来的书也被称为《老子》，又因为书里主要探讨的是"道"与"德"的问题，后人又将这部书称为《道德经》。而尹喜接待老子的草楼被后世尊为"楼观台"，成为道教第一座道观。

老子重视生命，他说人存在于天地之间，与道、天、地并为"域中四大"，身体是人的根本，人应该像重视大患一样重视自己的身体，因此，提出了很多养生之道。

首先，老子认为人只要根柢深固，就可以长生。而人的根柢就是人身清静的本质，虚无的本性，所以，只要人能够回归到虚静之道，就能根深柢固。其具体的方法，老子认为应该做到"自然无为"，这也是养生的基本原则。他提出人的行为以地为法则，地的行为以天为法则，天的行为以道为法则，道的行为以自己的本然，即自然而然为法则。也就是说人应该顺应万物自然本性去行事才是生命的根本。由此，他提出"不争""居下"的养生思想。他认为"不争"才是保全生命之道，具体表现在不自以为是、不自我夸耀、不自衿己德、不任意妄为、自甘居下、顺其自然等，从而达到"长生久视"的生命境界。

其次，老子认为养生的最高境界就是"复归于婴儿"，他说婴儿筋骨柔弱，拳头却握得很牢固；整天大哭，嗓子不会沙哑，这是因为婴儿精气充足到极点，身体和谐到极点的缘故。因此，养生就要恢复到婴儿那样精气神充足的状态，即像婴儿那样柔软，才能长寿不老。

再次，老子认为养生重在养神，提出了"少私寡欲""致虚极，守静笃""守中"等许多养神的方法。他提出养神三步："营魄抱一""抟气致柔""涤除玄览"。即先要做到形神合一，专心于一念，然后聚合精气，使全身充满元气，达到像婴儿那样柔软和谐的状态，最后涤除杂念，使精神清爽、纯净，这样达到与天地合一、与天地同寿的目的。

最后，老子还提出"不失其所者久，死而不亡者寿"的生命观。他认为人身总是会死的，这是自然规律，但人的精神可以不亡。"自知者明""自胜者强""知足者富"，这样的人没有丧失其根基，他的精神和思想会超越死亡而永存，这种"死而不亡"才是人生的最高境界，才是真正的长寿。

（二）庄子：达生忘我，抱神以静

庄子名为庄周，曾经做过小官吏，不久便隐居而去。庄子思想深邃，其文章汪洋恣肆，想象丰富，是古代少有的上乘之作。后学之士将他的文章汇集增补而成《庄子》一书，后被道教奉为经典，称之为《南华经》。

庄子承袭老子的重生思想，追求达生忘我的生命境界，提出抱神以静的修养方法。

首先，庄子对生命与死亡有其独到的认识。他主张要充分认识、把握、利用自然规律，以实现身体的长寿、精神的大自由。他在《庄子·逍遥游》中就写到了一位能够御风而行十五日的列子，但庄子却认为列子还是得凭借风才能飞，并没有什么了不起。而顺应天地万物的本性，把握六气变化规律的人，则根本无需仰赖什么，就能够逍遥自在地遨游于无边无际的境界中，这是一种绝对的精神自由。对于生死，庄子在《庄子·知北游》中提出："人之生，气之聚也；聚则为生，散则为死。"因此，死亡只是又回到原来的混沌之态，并不可怕。庄子进一步探讨，认为人充分发挥本性在很多时候是受限的，对人最大的限制莫过于死亡，如何摆脱这种限制而达到最充分的幸福与快乐？这就需要对事物本性有一个真正的理解。在《庄子·至乐》里有这样一则故事：庄子的妻子死了，他的好友惠施前去吊丧，却看到庄子正坐在地上，一边敲打着盆子一边歌唱。惠施感到非常气愤，说："你的妻子陪伴你生活了一辈子，为你生儿育女，现在她去世了，你不哭也罢，反而击盆而歌，这不是太过分了吗！"庄子说："你说的不对。当我妻子刚死之时，我怎能不悲伤呢？但仔细想想她的开始阶段，她原本就不曾出生，再往前看，她不只不曾出生，她本来就不曾具备形体，不只如此，她原本就不曾形成元气。只是夹杂在恍惚之境，变化而有了元气，元气变化而有了形体，形体变化而有了生命，如今又变化而为死亡，这就如同春夏秋冬四季的运行一样自然而然的事情。现在她安然睡于天地之间，而我却为她嗷嗷而哭。我认为这样做就是不通晓天命的做法，所以就不再悲伤了。"庄子认为死亡是人重新回到天地怀抱之中，这种达生忘我的生死观对后世影响极深。

其次，庄子认为养生的关键在于依其天理，顺其自然。他在《庄子·至乐》里讲到一只海鸟被鲁国国君迎到太庙，用好酒招待它，并为它演奏最好的音乐，奉上最好的牛、羊、猪的肉。没想到海鸟不敢吃一块肉，不敢喝一口酒，忧心伤悲，三日而死。庄子说，这是按自己的生活习性来养鸟，人鸟不同，其好恶必定也不同。所以养生重在依其天性，顺其自然，才能尽其天年。

再次，庄子主张以恬淡虚无、抱神以静来养神。相传当时楚威王派人用重金聘请庄子去做楚国的卿相。正在钓鱼的庄周却头也不回地问使者说："我听说楚国有一只神龟，死的时候已经三千多岁了，楚王将它珍藏在宗庙中，你们说这只神龟是宁愿死去让人们珍藏它的骨头还是情愿活着在污泥里摇尾巴呢？"使者说："情愿活着在污泥里摇尾巴。"庄子马上便说："那请你们回去吧！我宁愿在污泥中自由自在、快快乐乐地摇尾巴，终身不做官才是我的志向。"庄子不愿为名誉等身外之物所累，淡泊名利，清静虚无，保持精神的自由，他认为这才是真正的养生之道。他在《庄子·在宥》里提出"无视无听，抱神以静，形将自正"，认为养生至道在于什么都不看不听，保持精神上的绝对安静，形体自然会顺应正道，可以长生。此外，他还提出"坐忘""心斋""撄宁"等方法，认为"坐忘"可以达到心灵的宁静，"心斋"可以达到空明的心境，"撄宁"可以在纷扰中保持安定，平心静气，安然无欲。庄子还认识到无用之用，提出"为善无近名，为恶无近刑，缘督以为经，可以保身，可以全生，可以养亲，可以尽年"的保全生命的最好方法。

庄子学说博大精深，纵观《庄子》，他能自由地翱翔于生死、穷达之间，这种达生忘我的精神，对历代学者文人影响至深。

二 道医人物

道教形成于东汉年间，它以修仙得道为信念，将老子神化并尊为教祖，视《道德经》为创教经典，并形成了其以养生成仙为务的宗教团体。在道教的发展过程中，出现了一大批兼通医术的道教名士，有些甚至成为医界承前启后的重要人物，推动着中医学的发展。代表人物如晋代葛洪，南朝陶弘景，隋唐杨上善、孙思邈，唐代王冰，宋代王怀隐、崔嘉彦，金代刘完素，明代王珪，清代傅山等。他们重实践，讲自修，见解独到，常有手到病除的独特疗法与案例，在中医学的各个领域都有突出的成就，甚至做出了不可磨灭的贡献，是中医学界不可或缺的一支力量，在中国医学史上占有十分重要的地位。

（一）抱朴子葛洪

葛洪是东晋时期道教的代表人物、著名的炼丹家、医学家。他自幼喜欢读书，但由于父亲早逝，家境渐贫。又因家中多次失火，家藏书籍都被焚烧殆尽。于是他就背着书箱步行很远去借书阅读，借到书后，常常连夜抄写下来。为了换取纸张，自己上山砍柴，换来的纸往往要多次重复使用，以致别人因无法辨别字迹而难以阅读。葛洪的祖父葛玄是著名的方士，以炼丹闻名，葛洪从小受其影响喜欢修仙养生。他后来跟随郑隐习得炼丹之术，又从南海太守鲍玄习得医药与炼丹术，鲍玄还将精于灸术的女儿鲍姑也嫁给葛洪。在鲍玄的提携下，葛洪进入官场，并获卦爵。他之后隐居于广州罗浮山一心炼丹著书，悠然自乐，于81岁无疾而终。史书记载，当时葛洪给好友邓岳写信说马上准备远行去寻找他的师父去了，邓岳接到书信，预感葛洪要仙逝了，连外衣都来不及穿就连忙赶去，想要与葛洪告别。等他赶到时已至中午，见葛洪已端坐而卒，宛若熟睡一般，面色鲜活，身体柔软，而且尸体非常轻，好像只是一件空空的衣服一样。当时人们认为葛洪尸体已经消散成仙而去了。世人敬仰，称他为"人间小仙翁"。

葛洪自号抱朴子，其代表著作也称为《抱朴子》。该书系统总结了晋以前的神仙方术，包括守一、行气、导引、房中术等，并将之与儒家的入世思想相结合，主张内以养生修仙，外以儒术应世，为道教的成熟发展奠定了基础。该书还系统总结了晋以前的炼丹成就，发现了汞的氧化还原反应，炼制出外用药物的原料氧化铅、氧化汞等，保存了大量原始实验化学的珍贵资料，成为现代化学的先身。书中还记载了很多治疗疾病的简单药物，如松节油可以治疗关节炎；铜青（碳酸铜）可以抑制细菌的生长繁殖，能治疗皮肤病；雄黄含有砷，艾叶含有芳香油，两者都有较强的杀菌作用，可以消毒；密陀僧有消毒杀菌作用，可以防腐等。该书还详细记载了许多药用植物的形态、习性、产地、入药部位与治病作用等，这对后世中医药学的发展有很大贡献。

《肘后备急方》是葛洪编撰的中医史上第一部临床急救手册。该书收集了大量关于中风、急腹症、食物中毒等内科杂病的急救经验，还记载了很多外科疾病的急救方法，如清洗疮口的消毒法、外部疮疡的引流术、百虫入耳的急救疗法等。这些方法方便简单而又相当实用，具有鲜明的特色。该书还详细论述了灸法的应用，补充了东晋以前医书中灸法记载不足的缺陷，成为保存灸法最为丰富的医学文献。书中还首次详细记载了"虏疮"（天花）与"沙虱病"（恙虫病）这两种传染病的症状和传播途径。葛洪还首次记载了结核病，在《肘后备急方》里称为"尸注"，提出这种病的变化性与传染性极强。对于狂犬病，葛洪提出"以毒攻毒"的办法，即用狂犬脑外敷伤口治疗狂犬病，具有免疫学的思想萌芽。《肘后备急方》对于疟疾病也进行了详细的分类记载，并收有治疗方剂，其中以抗疟的特效药常山为主药。此外，还有用青蒿汁治疗疟疾的记载也非常详细。据此，当代中医药科研人员屠呦呦等成功地从青蒿中提取出了抗疟的有效成分青蒿素和双氢青蒿素，成为抗疟史上的一次突破性研究。屠呦呦在2015年获得了诺贝尔生理学或医学奖，成为首获科学类诺贝尔奖的中国人。

总之，《肘后备急方》记载了许多极为珍贵的资料，有些在世界医学史上都具有原创性与举足轻重的地位，对后世影响深远。

（二）山中宰相陶弘景

古代南朝齐梁时期有一位道教大思想家、医药学家与炼丹家，叫陶弘景，字通明。他年幼聪慧，四五岁即能写字，十岁读葛洪写的《神仙传》深受感染，便立志养生修道。十几岁便读书万卷，擅长琴棋书法，成为博学君子，被聘为众多王爷的侍读。然而陶弘景一心修道，无意仕途，决意隐居山林。当时，他不辞而别，将朝服挂在神武门的鹿市，径自从东亭离开，并嘱咐随从不要告诉别人。好友王晏听说后，劝他说这样不辞而别有违君臣之仪，皇上怪罪反而无法隐居了。陶弘景采纳好友意见，直接上书皇上，说养生之风自古有之，自己做官并不为富贵，所学并不为利禄。现在想回归田园生活，感受自然之美。他委婉地表达自己想要解官归隐之意，得到当时的皇帝齐武帝的批准与物质上的支持。陶弘景临行之际，百官相送，车马拥堵，成为当时的一大盛事。后陶弘景在茅山建华阳馆，隐居修行，并开创了道教的茅山宗。后来东阳郡守沈约多次请他出山做官都被谢绝。

陶弘景虽隐居山中，对时事变迁却了如指掌。他通过谶图推算出"梁"字，派弟子送信劝告齐朝大将萧衍，萧衍遂罢黜齐和帝，自立为武帝，并定国号为"梁"。后梁武帝对陶弘景极为尊重，每次收到陶弘景的书信时，必焚香礼拜，虔诚受启。后又多次亲书诏书，礼聘陶弘景入朝为官，陶弘景均以庄子宁愿做一只在污泥中摇尾巴的乌龟为榜样而隐居不出，并画了一幅双牛图送给梁武帝，图中一只牛自由自在处于水草之间，一只牛却戴着用金子做成的络头，被人牵着，用竹杖驱赶。梁武帝笑着说："此人愿做曳尾龟。"于是不再提聘官的事情，但每次朝中遇到大事，总要派人前去请教陶弘景。所以当时的人们称陶弘景为"山中宰相"。

陶弘景整理了《真诰》《登真隐诀》等道教典籍，编撰了《太清诸丹集要》《炼化杂术》等外丹著作，并在梁武帝的支持下，先后七次炼丹。他还主张通过服食、导引、神丹、诵经等方法进行修炼，撰有《养性延命录》，提倡形神并重的"中和"之道，以延年益寿。

陶弘景在医学方面建树颇深。他整理增补中国第一部药物学专著《神农本草经》而成《本草经集注》七卷，载药730种，总数比之前扩大了一倍。他跳出《神农本草经》上、中、下三品药物分类方法，创造性地按药品自然属性分类进行整理，将药物列为七类。又根据临证需求，创立了按药物不同效用的分类方法，这对临证选药处方有很大参考价值。之后这两种方法成为我国古代药物学分类的标准方法，一直沿用至今。陶弘景还增补葛洪《肘后备急方》而成《补阙肘后百一方》，用先秦道家气一元论思想解释了人的生理、病理现象，并总结了许多急病的急救经验。此外，据传他还撰有《效验试用药方》等数十种医药著作，可惜现已失传。

陶弘景擅长辟谷导引之法，其一生都身体强健，直至81岁无疾而终。他完善了道教理论，推动了道教的发展。他充实丰富本草内容，开创新的药物学分类法，使我国本草学成为一门包罗万象的博物学。无论在道教史还是医学史上，陶弘景都具有不可磨灭的功绩。

（三）药王孙思邈

药王孙思邈，历经隋唐两朝三任君主，据传有102岁的高寿，是当世少有的大医。他从小就聪颖好学，识文断字，崇尚老庄，兼通儒佛。但他体弱多病，为看病罄尽家产，于是立志学医，二十多岁即能为乡里治病。当时的隋文帝让他做国子博士，他称病不去。后唐太宗召他入京，看到70多岁的孙思邈竟有壮年人的容貌，叹为仙人。唐高宗继位，请孙思邈做谏议大夫，均遭谢绝，高宗又赐他良驹与已故的鄱阳公主的宅邸居住。当时诸多文人名士如孟诜（唐代著名学者、医学家，其著作《食疗本草》是世界上现存最早的食疗专著）、卢照邻（唐初著名诗人）等皆尊奉孙思邈为师。孙思邈一生致力于医学与药物的研究，精通各科疾病的诊治，曾游遍各大名山，行医采药。被后人尊称为"药王"，被佛教尊为药师佛化身，后世宋徽宗还敕封孙思邈为"妙应真人"。

孙思邈晚年隐居于京兆华原的五台山（今陕西铜川药王山），一心从事医学著述，直至谢逝。他认为"人命至重，有贵千金，一方济之，德逾于此"，于是他将自己撰写的两部医学巨著冠名为《备急千金要方》与《千金翼方》，各30卷，载方6 500余首。《备急千金要方》系统总结了唐代以前的医药学成就，被誉为中国最早的一部临床医学百科全书，对后世医学影响深远。

孙思邈在医药学方面的贡献是多方面的：

首先，他特别强调医德。撰写了中医史上第一篇专门论述医德的文章——《大医精诚》。文中告诫医生不可将医疗技术作为获取钱财的手段，应该精勤学习，提高医技，仁爱病者，一心助人。孙思邈自己就是一位功垂百世、德著千秋的苍生大医。他的这些提法，不仅规范了医德，而且对当代的医生们，仍具有深刻、积极的教育意义。

第二，孙思邈重视前人的宝贵经验，他将阐述外感病治疗规律的中医学经典著作《伤寒论》内容，较完整地收集在《千金翼方》中，为后世研究《伤寒论》提供了较可靠的版本。

第三，孙思邈在临证各科、食疗、药物学、养生学等方面均有很大的成就。尤其是他在养生方面，主张养性，提出要少思、少欲、少愁、少怒，使精气收敛。还要节欲、摄精、养神，使形与神俱，延年去病。饮食方面提倡吃熟食，还要有节制，五味贵和，不可偏胜。主张未病先防，防重于治。还提出了"食毕当漱口"等具体的个人卫生习惯。这些均对现代研究老年病学，防止早衰，延长人类寿限，提供了丰富的历史经验。

第四，孙思邈在本草学方面造诣极深。他亲自种植、采集、炮制药物，总结出了197种常用药的相使相畏、相须相恶、相反相杀关系。他还强调与重视道地药材，首次论述了药物存贮的重要性。在《千金翼方》前三卷中，专门详细论述了873种药物，比唐初国家药典《新修本草》收载药物多20多种。

第五，孙思邈发明了导尿术，还首次倡导建立妇科、儿科，创立了手指比量取穴法，首次发现并命名了"阿是穴"，首次治愈麻风病与脚气病，首创地黄炮制和巴豆去毒炮制方法、用动物肝脏治眼病，并首次创绘标明经络穴位的彩色《明堂三人图》等等，贡献巨大。

（四）高尚先生刘完素

中医学发展到金元时期，出现了许多著名的革新家，总结了新经验，提出了新见解，活跃了学术空气，在理论上有突破，临证上有重要成果。其中影响较大的就是被后世称为"金元四大家"的刘完素、张从正、李杲、朱震亨，他们的理论主张与临证实践，丰富了医学理论，开创了医学发展的新局面，造成了一定的影响。

刘完素，字守真，金代河间人。他自幼聪颖，喜好医书。青年时期，母亲病重，因请不到医生延误治疗而亡，刘完素悲痛欲绝，立志专心学医。曾师从当时名医陈师夷。他一心钻研《素问》，得其要旨，并据其理，结合北方地理环境气候特点，当地民众饮食习俗与体质特性，发明伤寒火热病机理论，主张寒凉攻邪的治法，名声大震。当时朝廷曾多次聘请他为官，刘完素均不接受。当时皇上章宗的女儿病重，御医束手无策，刘完素用三剂中药就将其治愈。章宗想要封刘完素为太医，他坚辞不受，章宗认为他品性淳良，于是给他赐号为"高尚先生"。后来他的学术主张广泛流传，跟随之学习者越来越多，逐渐形成一股寒凉攻邪的医学风气，开创了金元医学发展的新局面，形成金元时期一个重要的学术流派"河间学派"，刘完素也常被后人称为"刘河间"。他是当时医学界最早敢于创新的一位医家，其突出的学术思想是提倡"火热论"，认为火热是伤寒多种证候产生的重要原因。在治疗中，以清热通利为主，善用寒凉药物，故后世又称之为"寒凉派"。

刘完素著述较多，有《黄帝素问宣明论方》《素问玄机原病式》《素问要旨论》《伤寒直格》《伤寒标本心法类萃》《三消论》等。后人将其主要著作统编成《河间六书》《河间十书》等。刘完素力倡"六气皆能化火"。在临床应用当中，刘完素不仅重视探究外感热病的病机与治疗，还重视探讨杂病。刘完素对消渴病、中风等均有独到见解。

刘完素学识广博，对"五运六气"的理解自成一家，临床经验丰富，并首创治疗表里俱实及外科病毒之良方"防风通圣散"，对后世中医学发展影响较大，时人称之为神医。其学传至罗知悌，又由罗知悌传于朱丹溪，倡导古方不可治今病，由此，朱丹溪创滋阴学派，而成为金元四大家之一。另有金代大医张从正也师从刘完素，主张祛邪以扶正，治病善用汗、吐、下三法，创攻下学派，而成为金元四大家之一。纵观四大家，唯补土学派李杲独树一帜之外，另两派同宗于河间学派，刘完素影响之大可见一斑。

（五）志士仁人傅山

傅山，字青主，山西省阳曲人。傅山是明清之际著名的道家学者、思想家、书画家和大医学家，是明末清初之际拥有强烈民族气节的典范。傅山年轻时，因其老师受诬陷入狱，他便联络众生联名上疏，赴京请愿，其师得到昭雪，傅山也因此名震京师。明亡后，傅山为了反抗清朝剃发的制度，出家修道，号"朱衣道人"，别号"石道人"，表示对朱性明朝的怀念和如石之坚的反清心志。曾与反清人士密谋起义而被捕入过狱。清廷为笼络人心，下诏推荐"学行兼优、文词卓越之人"，由皇帝亲试录用。傅山被推荐，他便称病推辞，他所在的阳曲县知县强行将傅山送至北京。至京后，傅山称病卧床不起。皇帝恩准免试，并授封"内阁中书"之职，然傅山仍不叩头谢恩。康熙皇帝反而对傅山尊敬有加，下诏特授其内阁中书。回到家乡，地方官员纷纷前去拜望，并以内阁中书称呼，傅山闭目不语，对此均不予理会，仍自称为民，表现了他高尚的品格与气节。

傅山还潜心医学，成就非凡。著有理论著作《大小诸症方论》，专科著作《傅青主女科》《傅青主男科》与外科著作《青囊秘诀》等。尤其是《傅青主女科》对后世有一定影响，被时人誉为"医圣"。他善治疑难杂症，且治法灵活多样，而往往又有立竿见影的效果。

史料记载，一个商家的会计，因腿上臁疮，医治不效，以致骨瘦如柴，精神萎靡，被商家开除失业，后流落街头沦为乞丐。一天路遇傅山，跪倒求治。傅山远远看到有一只黄牛正在拉粪，便说快去把那热牛粪糊在腿上用布包好，等牛粪干后病就会好。果然牛粪干后疮痂也自行脱落了，会计的臁疮竟然治愈了，后来还找到工作，结束了乞讨生活。后有人效仿此治法却不见效，问询傅山，他笑着说："我用的那头黄牛有黄疸病，肚里有牛黄，所以它的粪才有效。你们用的是好牛的粪，肚里没有牛黄，怎能有效呢。"

另有记载，一位青年感冒头痛找傅山诊治，傅山问他路上是否遇到一个人？青年说没有。傅山赶忙说这个人刚才来我这里找你，说你邻家失了火，快烧到你家房子了，到处找你找不着。青年听后立刻一口气跑了好几里路回到家，发现家中一切安好，并无此事，反倒累得自己满头大汗。随即发现自己头已不痛，原来傅山借此让他发汗，治愈了他的头痛。

在学术上，傅山在明末之时，反对学者重视理学的倾向，而推崇当时的进步思潮。清初他又一反当时学者以经学为中心的研究重点，而开创清初研究子学的学风。在诗文书画方面，傅山皆有不小的成就。他的书法尤其出色，被时人尊为"清初第一写家"。由于傅山在各个方面的不俗造诣，被传为神话式的人物，甚至有人将他传为武林高手，还出现了许多托名傅山的作品。77岁时，傅山由于痛失爱子，不胜悲痛之情，也不久于人世。傅山虽然离世了，但他不屈的民族气节与坚韧的斗志，永远激励着后辈学者。

三 道医观点

道教医学是中国医药学的组成部分，它结合宗教与医学的特点，将生理治疗、心理治疗、精神信仰治疗和社会治疗融于一体，创造了自己独特的医学理论体系，发明了服食、导引、调息、内丹、辟谷、内视、房中等多种特殊的炼养施治方法，体现出独有的特色。

（一）医道同源

常言说医道同源、十道九医，中医学与道家有着千丝万缕的联系，道家主张道士要兼修医术。葛洪曾言："古之初为道者，莫不兼修医术，以救近祸焉"，认为修道者一定要同时学习医术，以保性命，以助修道。因此，凡修道者皆精于医，他们又是道士又是医者，在实践中援医入道、援道入医，使医道相通，促进了二者的共同发展。

医道有共同的思想渊源，表现在二者都与易学有极深的关系。古代经典著作《周易》为道家三玄之冠，为道教理论体系的构建提供了理论依据，同样《周易》为中医学认识论与方法论的形成提供了理论借鉴。中医学理论著作《黄帝内经》中的大量内容体现了道家的理论，后世如杨上善、王冰等，皆从道家立场注解《黄帝内经》。医道共同尊奉黄帝，中医学将《黄帝内经》尊为中医学理论著作，并自称为岐黄之术，道家自称为黄老道学，尊黄帝为其始祖，可见医道同源。巫术是道教产生的重要渊源，巫医是最早的医生，医道存在同源的关系。

医道有共同的理念与方法。道家提倡顺应自然的养生观，中医同样强调"法于阴阳，和于术数"的养生观。道家重视精神养生，追求生命的自由与大自然的和谐相处。精神养生的关键就是虚静。老子主张淡泊名利、少私寡欲、知足常乐、无为自然，提出"清静为天下正"。只有清静才能保持心的正常功能。庄子推崇安时而处顺的生活态度，追求精神的绝对自由，主张静以养神。中医养生同样重视养神，《黄帝内经》说"恬惔虚无，真气从之，精神内守，病安从来"，强调精神上的虚静淡泊，少私寡欲。道家内丹术，注重气血在经络中的循行，这也是中医学的核心理念。中医气功来源于道家导引。道教炼制外丹术极大地丰富了中药炮制的手段，是古代医药化学的先驱。

医道有共同的专家学者。道家与中医药的密切结合、相互为用，不仅促进二者的共同发展，还形成了"道医"这个特殊的医生群体。许多道家在修道过程中身体力行发展了中医学，他们医道兼通，援道入医，诊治疾病往往有独到的见解与疗效，成为推动中医学发展的一支重要力量。

总之，医道同源，两者都吸纳了先秦易学思想与诸子哲学思想，在形成与发展过程中，互相借鉴，具有不可分割的关系。

（二）人身三宝

道家常讲"天有三宝日月星，地有三宝水火风，人有三宝精气神"，那么什么是精、气、神？

精，是人体生命的精华，是构成人体形态、维持人体生命活动的物质基础。《黄帝内经》对精的认识有两类。一是只要是能够维持人的生命健康、生命活力的最基本的物质都可以叫作精，包括精、血、津液等。二是特指主管人生殖、生长发育的精微物质，即肾精。总的来说，精有先天与后天之分。先天之精秉承于父母，它在人类整个生命活动中起到了生命之根的作用。它是与生俱来的，是生命的本原性精华，因此道家又称之为"元精"。后天之精来源于饮食，即人每天吃的食物、喝的水，有了这种营养物质的不断补充，才能发挥先天之精的功能以维持人体生命活动，这种物质就是后天之精，也叫水谷精微。元精是生命的原动力，它主宰着人体的整个生长、发育、生殖、衰老过程，因此养精是延年益寿的关键，最为重要，既要保养元精，又要调整好水谷之精。养精重在做好三件事：一要节欲保精；二要坚持按摩；三要合理饮食。前二者护养元精，后者加强脾胃功能，调理水谷之精，保证营养均衡，充实气血，护卫元精。

气是维持人体生命活力的精微物质，是推动人体脏腑组织功能活动的动力。人体的一切生命活动都是通过气的作用来实现和维持的。具体而言，气有推动作用，气可以推动经气的运行、血液的循行、津液的生成、输布和排泄。气有温煦作用，气维持并调节人体的正常体温，是人体热量的来源。气有防御作用，气既可以护卫肌肤，防止外邪入侵，又可以与入侵的邪气作斗争，把邪气驱除出去。气有固摄作用，气既可以保持脏腑器官位置的相对稳定，还可以统摄血液、津液、尿液、唾液等，防止其流失。气有运化作用，气可以推动人体产生新陈代谢等各种正常的变化。人体上有各种各样的气，《黄帝内经》认为人体最重要的气有四种，需精心养护：一是元气，这是禀之于父母的气，也叫作真气。它主要来源于肾脏，道家也称之为先天之气。二是宗气，指呼吸之气，可以说是一种心肺之气，属后天之气。三是营气，它流布循行于人体的血脉当中，对人体起到营养的作用。四是卫气，它运行于经脉之外，在体表护卫人体，抵御外邪。

神是生命活力的一切外在表现，是精神、意志、知觉、运动等一切生命活动的最高统帅，包括魂、魄、意、志、思、虑、智等活动，通过这些活动能够体现人的健康状况。《黄帝内经》认为"心藏神"，所以神也专指心神，即人的一系列精神意识、思维活动。道家将神分为两类：一类为元神，即先天之神，它是人体本来就具备的生命活力；一类是识神，它是后天之神，起着认识与分别的作用。养生重在养神，养神重在养心，因此，清心寡欲以养神，得神者昌，人体就能保持健康，益寿延年。心劳则神耗，失神则亡。保持心情愉悦是养神的关键。

人身三宝的关系：精是生命最基础的一种物质，气是生命的能量信息，神是生命活力的一种表现。精满则气足，气足则神旺。精气是基础，神是主宰。神统领着精和气，在三者当中最为重要。然三者更是一个不可分割的整体，精亏则气虚，气虚则神耗，三者旺则俱旺，衰则俱衰。

（三）辟谷

道家养生中有一种不食五谷的方法，被称为"辟谷"。它起源于先秦，兴盛于晋唐，后成为古人常用的一种养生方式。

辟谷作为一种养生方法在古代许多典籍中都有记载。如儒家经典著作《大戴礼记·易本命》说："食肉者勇敢而悍，食谷者智慧而巧，食气者神明而寿，不食者不死而神。"古代养生功法经典著作《洗髓经》有"食少而服气，乃得享天年"的说法。中国史学界第一部纪传体通史《史记·留侯传》言"张良性多疾，即导引不食谷"。说明辟谷不仅可以延年益寿，还可以治疗疾病。后来道教重视此术，辟谷遂成为道教徒们常用的修习方法。

传统的辟谷主要分为两种类型：服气辟谷与服药辟谷。

服气辟谷就是以食气来代替饮食的一种方法。然而从科学的角度看，服气辟谷最终会导致营养不良而引起全身器官衰竭的后果，服气辟谷并不现实。

服药辟谷，是不吃五谷这类主食，但在食气的同时，还需通过摄入其他杂食和药饵等辅食，如坚果、中草药等，来调节身体功能使其保持正常运行。辅助的杂食一般有芝麻、黑大豆、红枣、栗子、胡桃肉、蜂蜜，以及酒类等。辅助的药饵则有地黄、黄精、何首乌、枸杞子、天冬、麦冬、菊花、茯苓、白术、松子、柏子仁、薏苡仁、山药、杏仁、白芍、菖蒲、泽泻、石韦等。这类辟谷方法的原理实则就是减少热量的摄入。这类方法在宋朝官修的大型方书著作《太平圣惠方》中即有记载，如在辟谷时服食由茯苓、栗子、芝麻、大枣熬成的膏状药饵。史书《宋史·隐逸列传》曾载隐士陈抟服气辟谷达二十多年，每天必喝几杯酒作药饵。此类观点已经得到现代科学的印证，研究表明，限制能量的摄入，能够延长生物的寿命，而科学合理的节食有助于延年益寿。

总之，源于道家的辟谷养生法历史悠久，方法多样。科学地辟谷可以在一定程度上调节人体的生理功能，有助于体内有毒有害物质的排除，确实有其积极的一面。但也不能夸大其功效，有些偏见和极端行为有悖现代科学理论，还需理性对待。

（四）动静结合

导引是古代一种呼吸运动与肢体运动相结合的动功养生术，其方法为引导四肢百骸，做各种屈伸俯仰运动，其原理为导气令和、引体令柔，从而达到疏经活血、理气止痛的防病疗病效果。其特点在于动与静的结合。

导引之法源远流长，最早可追溯到先秦《庄子》一书中"熊经鸟伸"的描述，汉代著名典籍《淮南子》也载有"凫浴猿躩""鸱视虎顾"之事，长沙马王堆汉墓出土的帛书《导引图》则展现了三十多种不同的导引招式。汉末华佗创制"五禽戏"，包括虎戏、鹿戏、熊戏、猿戏、鸟戏，较为全面地概括了导引术的特点，对后世影响甚大。东晋葛洪在《抱朴子·杂应》中也记载了九种导引术的名称，有龙导、虎引、熊经、龟咽、燕飞、蛇屈、鸟伸、虎据、兔惊。梁朝陶弘景在《养性延命录·导引按摩》中对"狼踞鸱顾""五禽戏"等导引术作了具体记载，并绘制过《导引养生图》一卷（已佚）。隋唐以来，由导引衍生出来的运动方法不计其数。孙思邈在《备急千金要方》记有天竺国按摩法十八势、老子按摩法四十九势，曾在当时广为流传。导引专书《太清导引养生经》中还详细收载了多种导引法。宋朝收载导引的书籍与方式也非常繁多，如北宋张君房编撰的大型道教类书《云笈七签》即收有玄鉴导引法十三势，并指明某势治何病。导引的发展还衍化派生出许多功法，如北宋末出现的八段锦，至明初曾演化为十二段锦、十六段锦。至清代，养生功法著作《易筋经图说·附录》对该口诀进行修订，使之更加通俗易记，一直流传至今。此外还有张三丰武当拳、内家拳、太极拳、八卦掌、形意拳等等，使导引的内容更为丰富多彩。可见道教不仅重视修"神"的内丹术，也不废以形神结合来修"形"的导引术。

导引术不仅可以强身健体，还可以疗病与养生。《黄帝内经》就有以烫药、导引配合治疗筋病的记载，并总结了导引疗法的适应证有"痿、厥、寒、热"和"息积"。《金匮要略》中强调以"导引、吐纳、针灸、膏摩"治疗四肢"重滞"症。导引在养生方面也颇受重视，历来许多养生家皆精于导引之术。史载华佗弟子吴普坚持修炼五禽戏，活到九十多岁，还步态轻盈，齿牙完坚，耳目聪明。至隋代，太医令巢元方著成《诸病源候论》，其中共载"养生方"或"导引法"289条，有213种具体方法。自此，导引术正式进入主流医学，之后历代名医都将医学气功视为必修科目，且颇具心得。

由上可知，导引作为医学气功，是一门独立的学问，它作为自我康复的一种手段，凭借其良好的效果，在当今社会依然保持着其主流的地位并受到重视。

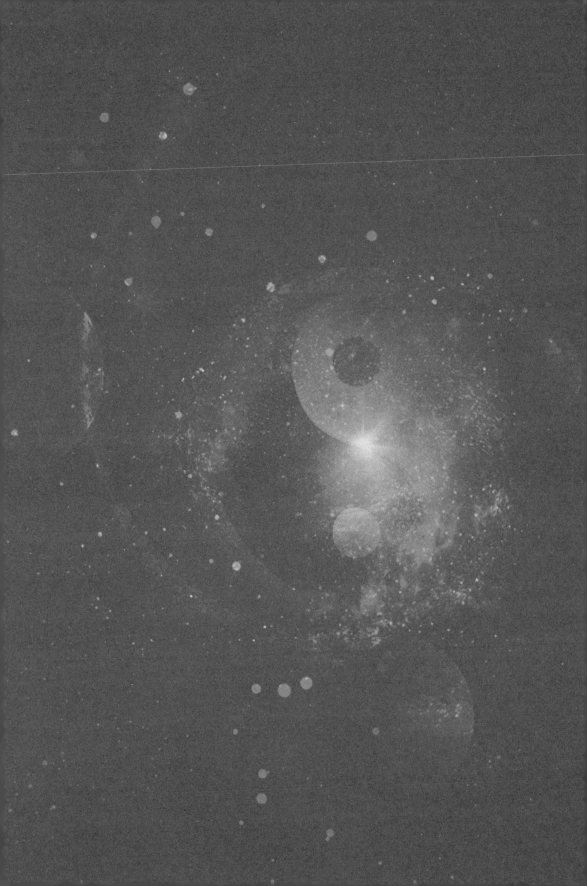

第八章

中医与佛家文化

佛教产生于古代印度，在西汉末年传入中国，经过长期演化，同中国儒家文化和道家文化融合发展，最终形成了具有中国特色的佛教文化，成为中国传统文化的重要组成部分，对中国人的宗教信仰、哲学观念、文学艺术、礼仪习俗等产生了深刻影响。佛教与中医之间也有着深厚的渊源。

一　佛医源头

佛教的创始人释迦牟尼和佛教里的药师佛信仰更是与医学有着千丝万缕的联系，可称为佛医思想的源头。

（一）德不近佛者不可以为医

佛教于公元前6—前5世纪，由释迦牟尼建立于古印度。佛教的创始人释迦牟尼并非传说中的人物，而是历史上的真实人物。佛教认为释迦牟尼佛是一位觉悟者，他对于人身心的疾病都有着对应的解决智慧。

释迦牟尼被称为"大医王"，佛教经典有比喻说："佛为医师，法为药方，僧为看护，众生如病人。"可见释迦牟尼将佛教中的佛、法、僧三宝分别比喻成医生、药方和看护，治疗疾病需要这三者协调配合，也表现出佛教医学的特点。

佛教里有五明，就是五门学科，其中之一就是医方明，就是医治人们疾病的经验、学问、方法等医学知识。不学习五明，就难以获得无所不知的佛智。据记载，释迦牟尼年轻时就曾经学过古印度的医方明，以找出四大不调、寒热等一切疾病的原因，并加以治疗，这也是佛教医学治疗身体疾病的基础。可见，释迦牟尼不仅是佛教的建立者，也是佛教医学的祖师。

佛教医学认为疾病不仅是身体上的，更来源于心理和世间的各种烦恼，而释迦牟尼作为佛教所说的天人师、调御丈夫，由于洞察了人类生老病死的根源，不仅能治疗众生身体上的疾病，更擅于治疗众生各种不同的心理病症，在这个意义上来说的确可以被称为"大医王"。

（二）药师佛信仰

佛教里不仅有释迦牟尼是大医王的说法，还有药师佛信仰，以及药王菩萨、药上菩萨等，这几位佛菩萨都与人的健康、治病关系密切。

在佛教的《法华经》里有药王菩萨与药上菩萨的本生传记，根据记载，药王、药上本为兄弟，兄名星宿光，弟名电光明。因为供养出家人，并施药救人，得到了众人的赞赏，而被尊称为药王和药上。

（三）佛医文献

在佛教里不仅有医方明这一门学问，还有很多和医学有关的佛教典籍。

1. 佛教医学重要经典

"佛医"一词并非杜撰，而是来自于佛教的《佛说佛医经》。

释迦牟尼一生说法三藏十二部，佛教经典里面，与医疗有关的记载和内容很多，特别是在律典中，对于看病的方法，记载得非常详细，可以把这些内容作为研究佛教医术的重要资料。

在佛教里和医学相关，比较重要的典籍有《佛说佛医经》《佛说医喻经》《佛说咒齿经》等。

佛教传入中国之后，由于很多汉地僧人都比较有学问，外学修养出色，学习医学的人也非常多。

2. 译经传来印度医术

佛教传入中国之初，许多印度僧人来到中土，这些僧人大多精通医方明，因此他们不仅弘扬佛法，也治病救人，传授印度医术，在一定程度上推动了中国医药的发展。

来到中国的印度僧人带来的佛教典籍之中，也有不少与医药有关的典籍被翻译出来，比如《佛说㮈女耆婆经》是由安世高所翻译成中文的，还有西晋竺法护译出的《佛说胞胎经》等，都是和医学有关的佛经。

东晋昙无兰译出《佛说咒目经》，把印度眼科医术介绍到中国。此后，印度眼科的内治与外敷、熏洗方法，特别是后来的"金篦决障术"，即金针治疗白内障等医术在中国得到传播，并且治疗好了许多人。

中国僧人前往印度取经在魏晋时代就已经开始，唐代最著名的取经僧人有玄奘和义净。

玄奘从印度回国后，他所写的《大唐西域记》①中介绍了不少印度

①　《大唐西域记》：地理史籍，又称《西域记》，12卷。玄奘述，辩机撰文。本书系玄奘奉唐太宗敕命而著，贞观二十年（646）成书。书中综叙了贞观元年（一说贞观三年）至贞观十九年玄奘西行之见闻。记述了玄奘所亲历110个及听闻的28个城邦、地区、国家之概况。

医药的情况，特别记录了饮食前必先盥洗，饮食后嚼杨枝来净口等印度传来的卫生常识，起到了卫生常识的普及推广作用。

在玄奘之后，高僧义净出发去印度取经，经历25年之后才回到国内，他翻译的《金光明最胜王经·除病品》中曾提到风、热、痰癊、总集等病，还有针刺、伤破等8种治疗方术。

义净所写的《南海寄归内法传》中，更是以大量篇幅介绍印度卫生习俗、进药方法、药物比较等知识，为中印两国的医药交流做出了极大的贡献。

佛医人物

在佛教历史上，无论是印度还是我国都有很多僧人精通医术，并且行医救人。同时，随着佛教在中国的发展，有许多中医的医家也具有了佛教的信仰，这些人也都可以统称为"佛医"。

（一）少林禅医传承千年

在中国历史上，寺院作为文化和宗教的中心，佛教医学往往是在寺院里发展起来的。少林禅医作为在少林寺里产生、发展的佛教医学，是我国佛医体系中的典型代表。

1. 达摩祖师与禅医发端

我国的禅宗起源于印度，印度禅宗高僧达摩在南朝梁武帝时期来到中国，弘传佛法，并在河南嵩山面壁九年。

达摩（生卒年不详）是中国禅宗的初祖，嵩山少林寺即为中国佛教禅宗祖庭，禅医即发源于此，因此被称为"少林禅医"。

据记载，少林寺建立之初，由于众僧整天参禅静坐，影响了寺僧周身血液循环，造成筋络不畅，瘀堵成疾。于是，僧人们在学禅的同时开始习武，并充分利用嵩山丰富的药材资源，吸收民间医疗方法，不断积累用药经验，逐步形成了许多秘方。

据《少林武僧志》记载，僧稠禅师曾经取嵩参熬汤为另外一位从印度到少林寺的高僧跋陀补养身体。跋陀的徒弟慧光也曾用铁针为一昏迷患者疗伤。

少林医药学肇始于魏晋南北朝时期，唐宋时期逐步成势，金元时期开始形成学派，并鼎盛于明朝。少林医学由外科而内科，由治疗跌打损伤而治疗百病，形成了独具特色的少林禅医。

可以说少林医学吸取了五千年中医理论，独树一帜，它既以中医的气血学说、经络学说、藏象学说、阴阳学说及五行学说为基础理论，又具有佛教医学的特点。

2. 历代住持与少林药局

元代福裕大和尚（1203—1275）倡导了"主伤科兼修内科、儿科，医众僧兼俗疾，方为普渡众生"的僧医方针，使少林寺僧医技术得到大发展。

1217年，东林志隆出任少林寺住持，创建了"少林药局"。少林药局初期主要服务于少林寺内众僧，由外科到内科、由治疗跌打损伤到治疗百病，形成了独具特色的"少林医药学"，后来逐步发展为服务当地及远道而来的百姓和信众。此后，各地寺院纷纷仿效开设药局，尊少林药局为"中国佛门医宗"。金元时期著名历史学家元好问亲撰《少林药局记》，记述少林寺自金代已设有"少林药局"机构，距今已有800余年的历史。少林药局最初有治疗各种疾病的秘方逾百，经历代医僧实践、搜集整理，到民国时期各种医论著述达到上百万字，药方上千首。

药局事务在历史上由于兵火之祸等诸多因素屡有波折，20世纪初甚至一度中断。2004年少林寺开始恢复少林药局建制。少林禅医延续千年而经久不衰，至今仍有很大影响。

（二）鉴真和尚传医日本

在中国医药史上，不仅有与印度之间的医药交流，还有对日本的中医药传播。这一重要的文化传播是由佛教僧人鉴真和尚来完成的。

1. "过海大师"六次东渡

唐代高僧鉴真和尚（687—763）为扬州江阳县（今江苏扬州）人。702年，鉴真入扬州大云寺被智满收为沙弥，神龙元年（705），依道岸律师受菩萨戒。后随道岸入长安，在实际寺受具足戒。在长安期间，鉴真勤学好问，遍访高僧，潜心研习佛经。除佛经之外，在建筑、绘画，尤其是医学方面，鉴真也颇多建树。他博达多能，医道甚高。据记载，鉴真曾主持过大云寺的悲田院，为人治病，并亲自为病者煎调药物。

715年，鉴真回到扬州大明寺修行，教授戒律，并成为当地佛教领袖、大明寺方丈，受其传戒者前后有四万余人。

天宝元年（742），日本僧人荣睿、普照受日本佛教界和政府的委托，聘请鉴真去日传戒。鉴真为了弘法无惧生命的危险，决意东渡。但鉴真的东渡之行充满了艰险，从天宝二年直到天宝七年，他先后五次率众东渡，但均因天时、人事不利而失败，直到天宝十二年（753），鉴真第六次东渡，终于到达了日本九州。

2. 日本汉方医药之祖

754年2月，鉴真一行抵达奈良，当时，鉴真和尚随船将龙脑香、安息香、青木香等一大批中药材以及奇效丸、万病药、半心丹等带到日本。鉴真在日本受到极高的待遇，756年，被封为"大僧都"，统领日本所有僧尼。虽然双目失明，但鉴真仍努力弘扬佛法，传播中国文化并讲授医药知识。

据传，鉴真和尚曾进献药物治愈日本光明皇太后的病。据日本《本草医谈》记载，鉴真只需用鼻子闻，就可以辨别药草种类和真假。他又大力传播张仲景《伤寒杂病论》的知识，留有《鉴上人秘方》一卷，介绍了"鉴真服钟乳随年齿方""诃黎勒丸方""脚气入腹方"等验方。因此，被誉为"日本汉方医药之祖"。

鉴真去世前，弟子们还采用"干漆夹苎"这一最新技艺，为他制作了一座写真坐像，至今在日本被奉为国宝。

鉴真大师不畏艰险，东渡日本，讲授佛学理论，传播博大精深的中国文化，促进了日本佛学、医学、建筑和雕塑水平的提高，日本豆腐业、饮食业、酿造业等也认为其行业技艺均为鉴真所授。

鉴真和尚受到中日人民和佛学界的尊敬，日本人民誉他为"过海大师"，他的事迹感动了许多人，弟子思托记述其六次东渡事迹、经日本著名文学家真人元开润色，写成《唐大和尚东征传》一书。直到今天，鉴真和尚仍有"中日医药交流的先驱者"之誉。

（三）名医喻昌寓佛于医

明清之后，儒释道三教融合，许多读书人都三教皆通，医门里更是有不少佛教徒，其中比较具有代表性的是名医喻昌。

1. 喻昌之"从儒到禅"

喻昌（1585—1682），字嘉言，是明末清初著名医家，与张璐、吴谦并称清初三大医家。

喻昌是江西人，根据记载，他少年时就非常聪颖，博览群书，虽然也兼通佛理，但早年他的主要身份还是位儒生。喻昌才学出众，一心攻读，以考科举为人生目标，中年的时候中举，明崇祯年间（1628—1644）考取副榜贡生，来到北京。

喻昌在北京的时候，上书朝廷，力陈辅国之见，想要有一番作为，但他的建议没有被朝廷采纳，由于胸中的抱负无法伸张，失望之下，他回到江西老家。

明朝灭亡之后，很多文人名士都以寺院的方外之地逃离世事纷扰，被称为"逃禅"。在此风潮下，原本就对佛理精熟的喻昌也剃度为僧。出家期间他虽身在佛门，但是兼学岐黄之术与佛典，以"不为良相，便为良医"自勉。

2. 喻昌之"自佛而医"

入清之后，于医理上学有所成的喻昌蓄发还俗，开始在家乡行医，后来游历到江苏常熟一带，并定居在此坐堂，声名远播，成为一时名医。

喻昌终生独身，始终奉持佛理，行医时"通禅理，其医往往出于妙语"。

喻昌将许多精力放在著书立说和教授弟子上，其所著的《寓意草》《尚论篇》《医门法律》被称为"喻氏三书"，文采斐然，医理精湛，书中还渗透了许多佛家思想和典故，是三部具有浓厚佛教气息的医学著作。

《寓意草》是喻氏的医学处女作，也是中医古籍中较为著名的一部个人自订医案，以笔记体裁写成，记录了喻氏经治的六十多个案例，有很多独到的见解。

由于喻昌剃度为僧时学习了佛门戒律，对佛教的五戒、十戒、具足戒等都有所了解，不仅学习禅学，还学会了禅悟方法。为解决当时医生良莠不齐，不受规范的弊端，以佛学戒律对僧侣的约束作用而类比，他仿照佛教戒律为医门立法，而写下专著《医门法律》一书，可谓用心良苦。

喻昌在中医学理论研究方面颇有贡献，不仅在《伤寒论》的研究上独有体会，倡导三纲学说，还提出了大气论、秋燥论的观点，很受后人推许。

此外，他强调辨证施治，倡导诊治规范，也很有学术价值。

与佛教所具有的宗教信仰相联系，佛教医学具有许多独特的医学见解，其中很多观点与中医理论也有相似和接近之处。

下文主要介绍佛教医学的主要观点，并与中医的观点加以比较。

（一）四大五蕴

佛教认为人是四大五蕴的集合体。

"四大"即地水火风。佛教认为地、水、火、风是组成物质的四大元素。四大元素是古印度用以分析和认识物质世界的传统说法，佛教对此进行了吸收改造。古印度佛教以外的各学派，对四大元素的解释各有不同。

"五蕴"是色、受、想、行、识，佛教认为的"色"，一般就是指地、水、火、风这四种构成各种物质的基本因素，以及由这些因素组合而成的五种感觉能力和这些能力所接触到的五种被感觉的物件，所以人是物质现象和精神现象的统一、身与心的统一。

佛教以此原理来说明人生病的原因。如果"四大"失调，便将成为"病"，而每一大对应着一百零一种病；如果缺少任何一样，必定成之为"死亡"；最后四大分散，终究归于"空"，因此色与空的形成，只是聚合与离散的现象。

《佛说佛医经》里说到人的身体里原本就有四种病，第一种是和"地"不和有关导致的，第二种和"水"有关，第三种和"火"有关，第四种和"风"有关，风过大的时候气较大，火增大的时候热较大，水增大的时候寒较大，土增大的时候力就大。这段话把"四大"与寒、热、气、力联系了起来。

佛教的四大五蕴说深刻地影响了我国古代医学界，据记载，南朝时候的陶弘景最早开始将四大五蕴说引入中医理论中，而隋代巢元方在《诸病源候论》中又进一步引进佛学中"风"的概念。

（二）因果致病

佛教医学的疾病观也具有宗教的色彩，对于生病的原因的看法除了"四大"不调之外，还有因果致病的观点。

1. 生病因缘

佛教认为人们生病的原因是极其复杂的，《佛说佛医经》中说人得病有十种原因，包括坐太久，不按时吃饭，饮食没有节制，心理问题，过于劳累，得不到休息，房事过度，过于纵欲，还有发怒和气恼、怨恨，忍大小便，还有忍打嗝、喷嚏，排矢气等。

这里指出有的病是由于身体过劳引起的，有的是由心理问题引起的，有的是由于饮食不节引起的，有的是由不良生活方式引起的。

此外，在《大智度论》中记载，疾病的产生是由外在的因缘或内在的因缘所造成的。

2. 因果病

生病的原因里有一类是业缘导致的，即由于业力因果导致的业力病，也叫作因果病。因为佛教的因果观是三世因果，即过去、现在、未来的行为和行为导致的结果之间是互相联系的。其实有什么样的行为就有什么样的结果是非常科学的观点，从这点上来说所有的疾病都是由因果导致的。

因为生病的原因比较复杂，佛教也提出了许多治病的方法，在历代的笔记、感应记一类的文字中多有记载。

（三）病从心灭

佛教的治疗观里，认为对心理问题的治疗能够改善和帮助身体的痊愈。

1. 以佛治心病

我国历来对儒释道三家的功用有"以儒治世，以道治身，以佛治心"的说法，可见佛教对人的心性的调节作用，本身就是一种治疗方法。

名医张景岳就说过心是五脏六腑的主宰，统领魂魄和意志。而众生的病苦，除了来自身体器官上的疾病外，还包括心理上的疾病。

外在的四大不调固然是致病的因素，内在的贪、嗔、痴三毒更是引发各种疾病的主因。人的疾病与"心魔"有关，所谓"病由心生"，在佛教看来"心魔"主要是人的贪、嗔、痴，贪欲损精，嗔恨乱气，愚痴迷神，将会导致五脏功能、经络血气失调，对身体产生伤害或加速功能衰退。《摩诃止观辅行传弘决》中说对于色、声、香、味、触五种东西的贪着，都会产生疾病，因为色、声、香、味、触会蒙蔽我们的心智。

所以佛医治病首先"治心"，要先去除心魔，将病者的心安定下来，从而改善人的心理及身体问题。

而中医也很重视人的情志对身体的影响，以及人的心理变化带来的身体的改善。

2. 治心之法

佛教治心的方法就是佛教的教义，即佛法。

要想健康，就要让自己的心清净，人心理的疾病要治好。石头无际禅师曾给出一剂心药方，是治心的妙药："好肚肠一条，慈悲心一片，温柔半两，道理三分，信行要紧。中直一块，孝顺十分，老实一个，阴骘全用，方便不拘多少。"

可见这里讲的治心之法和我们在世间讲的要"做好人，说好话，行好事"是完全一致的。

（四）素食养生

佛教具有特别的饮食观，其饮食方式不仅有宗教戒律的要求，也具有养生学上的意义。

1. 素食的功用

佛教的五大根本戒律，第一条就是戒杀，佛教的素食观在佛经里早就已经有许多记载。佛教素食观不同于其他素食观念，不仅禁止摄入动物性食物（这些佛教称为腥食），还要禁食五辛，又称五荤，即大蒜、韭菜、葱等有刺激性气味的植物类食品。

除了素食之外，佛教还有"过午不食"的说法，也是佛教饮食观的特色之一。佛教认为从清晨天亮至午时为僧食时，出家人在这一时段内用餐才符合佛教戒律。而从当天太阳过正午到第二天天亮之前是非僧食时，所以叫"非时"，僧人被禁止在这一时段内用餐。可见佛教不仅实行素食，而且主张饮食要少，认为贪求口福，会起烦恼心，而少吃则比较自在，能使人专心修道，锻炼心智。从养生的角度来看，因为"病从口入"，很多疾病都与不良饮食有关，且过分饱食会使肠胃壅塞，百脉不通，使僧众无法打坐入定，所以佛教以清淡素食、减少摄入肥甘厚味的食物来保证身心健康。

2. 与中医养生之联系

在佛教中国化过程中，中医饮食观和佛教饮食观相互影响、相互促进、相互发展，都对人们的饮食养生与健康长寿做出了积极贡献。

佛教作为一种信仰，其饮食观并不以养生为终极目标，但佛教的教义与活动内容对养生都起着积极的作用，佛学中也含有与佛教教义结合在一起的有关养生健身的思想、观点和方法。

中医养生有不同层次的要求。除了饮食养生之外，还要调摄情志与修养德行。所谓"情志"，就是中医所说的"七情"，即喜、怒、忧、思、悲、恐、惊。调摄情志、修养德行是保健养生、统摄全局的第一大法。这种心理养生可以说是深层次的保健养生，而前面讲到的佛教的去除烦恼，戒肉食素、节食、戒酒、修禅、内练佛家气功、导引等，无不是对生命的养护，与中医的观点不谋而合。

结语

《读懂中医药文化》希望全面展现中医文化的面貌，包括中医的自然观、身体观、疾病观、治疗观、药食观以及中医与民俗、中医与儒道佛的关系，尽量多地设置一些话题，以展现中医文化的全貌，然而中医文化博大精深，本书只能择其精要以抛砖引玉。

我们衷心希望中外专家、读者对《读懂中医药文化》提出宝贵意见和建议。

让我们一起走向探寻中医文化之路，祝愿大家在中医文化之旅中，获得健康、快乐和谐！

2021年12月

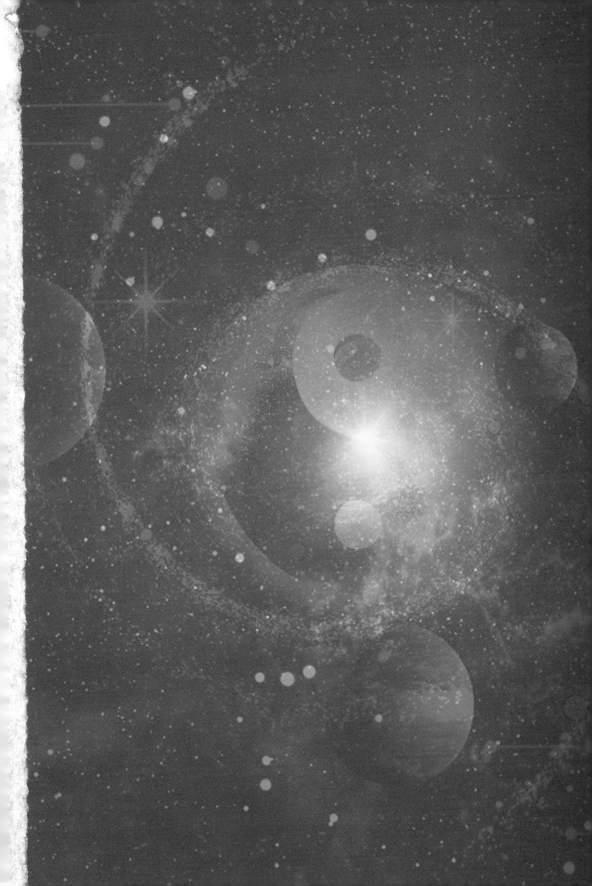